Te $^{58}_{23}$

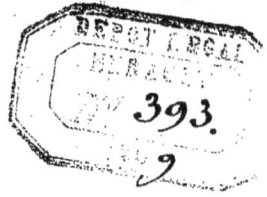

APPLICATION

DE

L'EXCISEUR PARCELLAIRE

AU DIAGNOSTIC

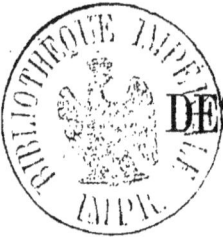

DES TUMEURS SOLIDES

PAR J.-B.-M. BLANC

DOCTEUR EN MÉDECINE

Élève particulier de M. le professeur Bouisson ; Ancien Chef de Clinique chirurgicale ;
Ex-Prosecteur adjoint ; Secrétaire de la Société de Médecine et de Chirurgie Pra-
tiques de Montpellier ; Premier Élève de l'École Pratique de Physique et de Chimie ;
Id., de l'École Pratique d'Anatomie et d'Opérations chirurgicales ; Ex-Chirurgien
Chef-externe de l'Hôtel-Dieu Saint-Éloi ; Professeur particulier d'Anatomie et de
Chirurgie ; Bachelier ès-Lettres ; Bachelier ès-Sciences.

MONTPELLIER

TYPOGRAPHIE DE BOEHM, IMPRIMEUR DE L'ACADÉMIE
Éditeur du MONTPELLIER MÉDICAL

1859

A LA MÉMOIRE DE MA MÈRE.

Regrets éternels ! ! !

A MON PÈRE.

Accepte ce travail comme la preuve de mes efforts pour être digne de tes soins.

A mon Cousin BRUNACHE,

DOCTEUR EN MÉDECINE.

A TOUTE MA FAMILLE.

J.-B.-M. BLANC.

A Monsieur

Le Professeur **BOUISSON**.

Hommage public d'une reconnaissance
et d'un dévouement à toute épreuve.

J.-B.-M. BLANC.

Envisagées au point de vue des difficultés du diagnostic, les tumeurs occupent sans contredit le premier rang dans le cadre des maladies réputées chirurgicales. Elles exigent de la part du praticien une longue habitude d'observation, une connaissance très-approfondie des faits qui ont cours dans la science, une grande sagacité pour découvrir la nature de la masse morbide, enfin une remarquable rectitude de jugement pour prononcer sur la détermination d'une tumeur, après lui avoir opposé toutes celles qui s'en rapprochent par des analogies plus ou moins trompeuses. La fréquentation des hôpitaux, l'examen des malades en ville, sous la direction d'un Maître habile, m'ont permis de rencontrer une foule de tumeurs diverses, et de vérifier à chaque nouvelle occasion que le diagnostic était rendu plus difficile par l'intégrité du tégument, et le degré de profondeur de l'altération.

Lorsque le travail phlegmasique qui s'opère dans une tumeur a atteint la période d'ulcération, on a plus de chances de reconnaître la composition des parties qui la constituent, en examinant les produits qui s'écoulent avec les liquides pathologiques. Au contraire, les téguments représentent un obstacle qui recouvre les tissus atteints, et empêche le médecin de statuer positivement sur leur état véritable. Que n'a-t-on pas écrit sur le diagnostic différentiel des tumeurs de la région scrotale; et cependant est-il un point du corps qui se prête mieux à l'exploration? Des collections de liquide ont pu y être prises pour des corps solides, et bien souvent des tumeurs solides ont été méconnues dans leur modalité textulaire. Lorsque la peau est intacte, on n'a égard qu'aux considérations morphologiques, et bien souvent celles-ci sont insuffisantes. Je démontrerai par des faits combien on est exposé à être induit en erreur, en se fondant purement sur la traduction de la constitution d'une tumeur par les formes extérieures et certains caractères qui ont néanmoins un grand prix.

Ces ressources, qu'il serait si précieux d'appeler à son aide, perdent de leur importance à mesure que la lésion est plus profondément située. On conçoit, en effet, que les modifications figuratives seront d'autant moins sensibles, que des couches plus nombreuses revêtiront la partie altérée. On peut facilement s'en convaincre en examinant la pratique des chirurgiens en renom, et en s'exerçant au lit des malades. La résistance des plans fibreux, opposée à la souplesse et à la mobilité de la couche cutanée, rend compte des difficultés qu'on éprouve dans une semblable constatation, et explique des erreurs fort graves. Il suffit de citer cet anévrisme poplité guéri, qui fut pris pour une exostose, et pour lequel on fit à l'hôpital Saint-Barthélemy (de Londres) l'amputation de la cuisse. Ce fait, malheureux dans l'espèce, se trouve à côté d'une foule d'autres qui lui sont assimilables pour les causes d'erreur puisées dans le siége.

Il faut bien remarquer d'avance que j'accorde à tous les moyens ordinaires de diagnostic la valeur qu'ils méritent, et que je me plais à reconnaître leur utilité dans tous les cas. Cependant, si leur emploi suffit pour affirmer fréquemment que telle tumeur donnée renferme telle substance dans son intérieur, on se saurait se refuser d'avouer qu'il est certaines tumeurs sur le diagnostic desquelles on ne peut que hasarder une caractérisation fondée sur des probabilités, et que l'opération peut démontrer entièrement fausse. Dans les mêmes circonstances, l'acte opératoire peut venir confirmer les résultats diagnostiques obtenus auparavant ; mais dans les deux cas, l'erreur ou la vérité ne sont contrôlées que par l'opération ou la mise à nu de la masse morbide. Ce n'est pas sans raison qu'un grand chirurgien disait qu'on ne connaît une tumeur qu'au moment où on la tient dans la main. Un illustre professeur de Montpellier complétait finement cette pensée, en disant qu'on ne connaissait une tumeur que lorsque, en ayant fait l'ablation, on l'avait fendue en deux. Aujourd'hui que les travaux des micrographes ont porté à un haut degré de perfection l'observation de la structure histologique, on ne saurait se contenter de cette appréciation faite à l'aide du bistouri. Aussi avons-nous entendu M. le professeur Velpeau dire qu'on ne connaît une tumeur qu'après en avoir fait passer l'une après l'autre toutes les parcelles au foyer de la lentille.

Si, de l'aveu de ces grands hommes et comme le prouve l'expérience de chaque jour, la composition intime d'une tumeur solide est un problème des plus compliqués à résoudre avant l'opération, il m'a semblé que la recherche de moyens capables d'éclairer la question ne manquerait pas d'une certaine opportunité. L'excision sous-cutanée d'une parcelle du tissu morbide m'a particulièrement préoccupé : je démontrerai plus loin les avantages de cette méthode pour le perfectionnement du diagnostic rendu plus sûr, et je présenterai à l'appui de ma proposition un instrument explorateur que j'ai imaginé : l'*exciseur parcellaire*.

Exposons maintenant les moyens ordinaires à l'aide desquels on essaie de reconnaître les tumeurs solides.

APPLICATION

DE

L'EXCISEUR PARCELLAIRE

AU DIAGNOSTIC

DES TUMEURS SOLIDES

———

CHAPITRE PREMIER

DES MOYENS ORDINAIRES DE DIAGNOSTIQUER LES TUMEURS SOLIDES.

———

> Sans un diagnostic exact et précis, la théorie est toujours en défaut et la pratique souvent infidèle.
>
> (Louis; *Mémoires de l'Académie royale de chirurgie*, tom. V, pag. 1.)

Quelle est la première question que s'adresse un chirurgien, en présence d'une tumeur dont le développement a été lent? Évidemment, c'est de savoir si le contenu est liquide ou solide. Si la réponse n'est pas toujours satisfaisante, au seul point de vue de la consistance, que sera-ce donc s'il s'agit de déterminer la composition intime? Examinons les données sur lesquelles on se fonde pour établir le diagnostic d'une tumeur solide.

Comme dans toutes les maladies chirurgicales, ainsi que l'a si bien exposé A. Bérard dans sa remarquable Thèse de concours, les symptômes actuels et lés anamnestiques sont les bases sur lesquelles on doit asseoir la connaissance d'une tumeur solide quelconque. Les opinions diffèrent sur l'emploi successif de ces deux sources de renseignements : les uns veulent que l'on commence par interroger le malade sur les antécédents, invoquant ensuite les symptômes actuels ; les autres donnent un ordre inverse dans la consultation de ces moyens. Pour moi, je procède ordinairement de la manière suivante : Je m'adresse en premier lieu à la tumeur ; je m'informe ensuite des antécédents, dirigeant autant que possible mes questions dans le sens de la maladie que j'ai cru devoir admettre, et je reviens aux symptômes actuels, dont la signification a plus de portée que dans la première perquisition. Il est bon nombre de cas où le chirurgien peut prononcer après un tel examen ; ce serait bien malheureux qu'il en fût autrement. Maintenant, on rencontre des tumeurs dont les caractères distinctifs sont trop peu accusés pour qu'on soit autorisé à prononcer aussi hardiment sur elles ; il est indispensable de les comparer à toutes celles qui s'en rapprochent à divers degrés. Il résulte assez souvent de ces comparaisons éclairées, des notions qui permettent de découvrir la vérité. Il peut encore se faire qu'il soit besoin de procéder à diverses reprises à cette opération délicate. En examinant plusieurs fois le même malade, on peut recueillir des informations qui avaient échappé à l'observateur, dans un premier interrogatoire. On doit toujours s'efforcer de se faire comprendre, et se garer des théories plus ou moins erronées que quelques-uns ont la vicieuse tendance d'imaginer sur leur état maladif. Par cette sage conduite, le praticien pourra démêler la vérité, comme aussi il pourra rester dans le doute. C'est précisément dans ces cas obscurs que l'on a conseillé la ponction exploratrice, dont nous parlerons. Celle-ci, qui rend de si grands services pour constater le degré de consistance d'une tumeur, doit rester muette lorsque la tumeur est solide, pour renseigner sur les parties intégrantes de cette dernière. L'excision sous–cutanée s'offre alors comme une dernière ressource. On voit ainsi que l'excision ne convient qu'aux tumeurs réputées difficiles à reconnaître. Pour faire apprécier tous les avantages de l'exciseur que nous proposons, nous aurons le soin d'insister sur les indications et les contre-indications de son emploi.

Essayons de diagnostiquer une tumeur solide d'avec une tumeur liquide. Toutes deux peuvent jouir d'une certaine mobilité, ou bien, si elles sont fixes, c'est surtout la première qui offrira au plus haut degré ce caractère. Que direz-vous de l'irréductibilité ? Une collection liquide enkystée peut être irréductible à la manière d'une masse solide. Restent la dépressibilité , la fluctuation , la transparence. La dépressibilité devrait toujours être constatée dans les cas de collections liquides ; or, il peut survenir des conditions qui modifieront les enveloppes et leur feront perdre leur souplesse première. La profondeur du siége qu'elles occupent quelquefois est aussi une circonstance défavorable à la perception de ce phénomène. Et d'ailleurs, quand même la dépressibilité existerait, elle n'est pas l'apanage exclusif des tumeurs liquides. Combien de fois ne l'a-t-on pas rencontrée dans les kystes folliculeux, dans les lipômes, dans les cancers encéphaloïdes, colloïdes , etc.? La transparence d'une tumeur liquide exige une telle minceur dans les membranes qui la revêtent, une telle limpidité dans l'humeur qui la forme, un tel rapprochement de la peau, que toutes ces conditions étant rarement réunies, on ne peut signaler la diaphanéité en lui accordant une grande valeur. Notez encore qu'elle a été constatée pour des cancers colloïdes. Abordons maintenant l'intéressante question de la fluctuation. Il est incontestable d'avouer que la fluctuation n'appartient qu'aux tumeurs liquides. Dèslors il doit paraître du plus haut intérêt de la percevoir, afin de prononcer sur la consistance d'une tumeur, suivant qu'elle existe ou qu'elle fait défaut. On est donc muni d'une arme puissante qui semblerait capable.

de trancher la question. Sans vouloir rejeter l'importance de ce signe, nous ne pouvons manquer de reconnaître qu'il est bon nombre de tumeurs liquides chez lesquelles l'abondance du contenu produit une telle tension dans les membranes d'enveloppement, qu'on ne se douterait pas, à la palpation la plus minutieuse, qu'il s'agit d'une semblable collection. Pareillement, la fluctuation sera dissimulée par des aponévroses résistantes, dans les cas de tumeurs liquides profondément situées. Que n'avons-nous pas à dire de la fluctuation apparente ou de la fausse fluctuation, qui n'est autre chose qu'une dépressibilité telle, qu'on se tromperait en examinant une masse solide, et qu'on croirait percevoir le flot du liquide? Des chirurgiens consciencieux m'ont avoué que, dans certains cas de ce genre, ils avaient rencontré une simulation de la fluctuation véritable si complète, qu'ils s'étaient crus autorisés à pratiquer une ponction ou une incision.

Une remarque que j'ai faite dans ces occasions, qui ne sont que trop fréquentes, c'est que leur conviction n'a point surgi franchement : ce n'est qu'après des hésitations, des tâtonnements louables qu'elle s'est établie en faveur d'un liquide. L'opérateur, au moment d'agir, est arrêté par une arrière-pensée, et il se remet à rechercher si la ponction est nécessaire ; il revient au bistouri pour le déposer de nouveau, et à la fin de cette lutte, il est entraîné à plonger l'instrument au sein du liquide, ou bien il ajourne son incision.

On voit que j'ai essayé de peindre d'après nature la conduite d'un chirurgien qui serait expérimenté. Il faut voir beaucoup de malades pour avoir l'occasion plus fréquente de se tromper, pour acquérir une habitude qui permette d'éviter l'erreur plus souvent, et l'on peut dire encore qu'on ne trouve que dans les hommes de premier mérite la force d'âme de confesser ses fautes. Lire Pelletan, Boyer, Delpech, Dupuytren, A. Bérard, Roux, en citant quelques noms de ceux qui ne sont plus, c'est s'instruire autant par les erreurs inscrites dans leurs ouvrages, que par leurs plus beaux succès.

Loin de moi cependant l'intention de soutenir qu'il est des chirurgiens capables d'ouvrir une tumeur sans qu'ils soient convaincus de la présence d'un liquide. Seulement, je serais disposé à admettre deux degrés ou modes d'être de leur conviction. L'un offre une conviction entière, nette, inébranlable, tantôt survenue d'emblée, tantôt résultant d'un long examen; l'autre lui ressemble beaucoup, mais il laisse encore quelques légers doutes dans l'esprit.

Si chacun des caractères que nous venons d'énoncer, pris en particulier, n'a pas une grande valeur pour amener à un diagnostic différentiel bien établi, nous ne pouvons refuser à leur ensemble une signification capable de guider l'homme de l'art. Ainsi, une tumeur chronique donnée qui serait irréductible, fixe ou mobile, sans transparence, sans fluctuation résis-

tante, pourrait, de préférence, passer pour solide. Je
reconnais que sa forme peut affecter une certaine régularité; mais la disposition lobulaire, si elle existait,
ne devrait pas être négligée. En effet, les bosselures,
les inégalités en pareil cas militeraient en faveur
d'une tumeur solide, alors que les symptômes positifs
ou négatifs énoncés déjà seraient réunis pour faire découvrir la maladie. Il peut se rencontrer des tumeurs,
dans une même région, dout l'appareil phénoménal
soit identique; on est heureux de pouvoir alors se
rattacher à des considérations de cet ordre dont la valeur augmente en proportion des difficultés que l'on
rencontre. Dans un cancer du testicule, on trouvera
des lobules, des irradiations de la tumeur solide sous
forme de prolongements indurés; tandis que dans une
hydrocèle qui le simulerait à un haut degré, la régularité dans la forme serait presque toujours observée.
Malgré cette différence, qu'il importe de noter, on est
exposé à se tromper, ainsi que je le démontrerai par
un fait emprunté à la pratique de Lallemand.

Il ne faut pas oublier que ce qui rend l'étude de
la chirurgie si difficile, c'est l'association de plusieurs
maladies qui ont un certain nombre de traits com-
muns. Dans ces circonstances les caractères distinctifs
semblent s'effacer, ou du moins ils perdent singulière-
ment de leur valeur. Ainsi, au moment où on croyait
posséder une symptomatologie du cancer testiculaire
ou de l'hydrocèle de la vaginale qui permettrait de

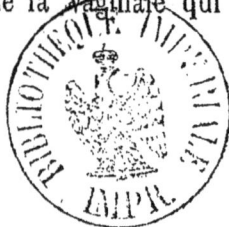

les reconnaître, on peut se trouver en présence d'un hydro-sarcocèle. L'embarras du praticien est légitimé par les difficultés de la situation, et dépose contre l'insuffisance des symptômes locaux. C'est qu'en effet nous devons demander aux symptômes généraux, s'il en existe, certains renseignements complémentaires, qui pourront renforcer ceux que la consistance, la forme, le volume, le poids, etc., ont déjà donnés. Le volume et le poids, dont nous n'avons point parlé encore, sembleraient pouvoir être invoqués au besoin. Deux tumeurs également volumineuses et de poids différents devraient répondre l'une à une tumeur solide, celle qui serait la plus lourde, tandis que l'autre serait liquide. Mais ces évaluations ne peuvent passer pour exactes, si l'on songe que les tumeurs sont rarement dans des points du corps qui se prêtent aisément à un examen de ce genre ; qu'il est difficile de se faire une idée assez juste sur l'évaluation du poids de la masse liquide ou solide, afin d'en inférer sa consistance probable. Je ne dis pas pour cela qu'il faille négliger cet examen. Dans une question aussi litigieuse, on ne saurait trop invoquer de preuves en faveur de la cause que l'on a à soutenir.

Bien que les tumeurs solides puissent se présenter sur tous les points du corps, il convient de prendre en considération le siége qu'affecte celle qu'on observe, afin de mieux la distinguer de toutes les autres susceptibles de se développer dans le même lieu, et qui n'offriraient pas les caractères propres à une tumeur solide. On sait, en effet, qu'il est des régions où se montrent certaines tumeurs, lesquelles ne se retrouveront pas ailleurs. Dans ce cas sont les bourses, les brisures des membres. telles que l'aine, l'aisselle, le creux poplité, le pli du coude. Outre le bénéfice que la notion du siége fait obtenir pour éliminer de prime abord des maladies qui ne sauraient apparaître dans la partie qu'on examine, ce qui restreint nécessairement le nombre des espèces morbibes qu'on doit opposer entre elles, on puise un autre enseignement bien précieux dans cette constatation, lorsqu'il s'agit de tumeurs existant à la fois sur plusieurs points. Il peut se faire que, dans le nombre, les unes soient plus superficielles que les autres, et qu'elles se prétent mieux, à divers titres, à l'examen du chirurgien.

Il convient maintenant de consigner ici les symptômes généraux, s'il en existe; évidemment ils seront l'expression du retentissement que la maladie a opéré sur l'économie entière. Or, les altérations diverses que nous étudions, lorsqu'elles se lient à une diathèse, sont accompagnées d'un cortége de phénomènes qui se rattachent à l'état général. Il suffit de se représenter dans un cancer, dans une masse tuberculeuse, dans une induration syphilitique, la différence du cachet que leur imprégnation dans l'organisme imprime à la physionomie générale de l'individu. On devra tenir compte des instructions fournies par l'état général, parce qu'elles éclaireront le problème qu'on a tâché d'élucider par la consultation des symptômes locaux, et qu'elles permettront de préjuger même sur la nature de la tumeur, en raison des différences de l'ensemble de ces symptômes dans les diverses diathèses. Si l'on ajoute que les considérations thérapeutiques les plus importantes découlent de cette attentive observation, on mettra le plus grand soin à procéder à leur recherche, et on ne manquera pas de leur accorder une grande valeur.

Il est des tumeurs qui ne s'accompagnent pour ainsi dire d'aucuns symptômes généraux ; on les désigne sous le nom de *bénignes*, d'*indolentes* : tels sont certains lipômes. L'absence de cet ordre de symptômes est précieuse à constater, puisqu'elle éloigne toute idée de maladie maligne, sujette à récidiver fâcheusement. Mais j'ajouterai avec insistance qu'il est prudent de tourner le malade sous toutes les faces, pour acquérir la conviction de la présence ou de l'absence de ces phénomènes généraux ; et même il est des cas où cette absence ne saurait faire admettre la bénignité. Il suffit de citer les tumeurs épithéliales, que l'on regardait partout comme bénignes, relativement aux tumeurs cancéreuses. Cette opinion a régné dans la science jusqu'à ce que M. le professeur Velpeau soit venu éclairer les praticiens, en leur montrant par des faits nombreux l'erreur dans laquelle ils vivaient. Depuis lors on a mieux observé, et les preuves à l'appui de ces excellentes observations ont surgi de toutes parts. Ce qui explique bien des divergences d'opinions en chirurgie, c'est qu'on adopte le fait général bien souvent sans tenir compte des exceptions. Ainsi, il est aussi vrai de dire que les tumeurs épithéliales s'épuisent localement quelquefois, qu'il est nécessaire d'admettre qu'il est des tumeurs cancéreuses, réellement cancéreuses, dont la production sur une partie du corps épuise la disposition de l'économie à créer du cancer. Ainsi, le cancer et l'épithélioma peuvent être rapprochés au point de vue de l'analyse clinique.

Après avoir passé en revue les symptômes actuels, et obtenu de cet examen le plus d'éléments possible pour constituer le diagnostic, il convient dans tous les cas de consulter les anamnestiques. Si l'on avait déjà reconnu la maladie, il conviendrait de s'informer des commémoratifs, afin de valider par cette prudente perquisition les résultats de l'observation locale. Si l'on concevait des doutes sur la désignation précise de la tumeur, on serait autorisé à se livrer à cette recherche, d'autant plus que ces notions pourraient éclairer le chirurgien sur la consistance et même sur la nature probable de cette tumeur. Pour ne prendre mes exemples que dans une même région facile à explorer, supposons une hydrocèle et un sarcocèle qui auraient la plus grande ressemblance, au point de vue des symptômes actuels : quel est le médecin qui formulerait une opinion en faveur de l'une ou de l'autre maladie,

sans s'enquérir minutieusement des données fournies
par les antécédents ? Notez bien que je conseille avec
mes Maîtres, ou que j'approuve la coopération des
commémoratifs à l'épreuve diagnostique ; mais je me
garde bien d'avancer que l'on sera toujours suffisamment édifié.

Il y a quelques mois à peine, j'ai vu une tumeur
scrotale droite dont le diagnostic semblerait désigner
formellement un sarcocèle squirrheux; mais les antécédents me laissent quelques doutes dans l'esprit,
ainsi que je l'exposerai plus loin.

Les notions fournies par la date de la maladie, l'âge
et le sexe du sujet, son genre de vie, sa profession,
l'habitude extérieure, le tempérament, l'hérédité qui
engendre tant de prédispositions aux maladies, l'existence de tumeurs semblables antérieurement à l'époque
où l'on observe l'individu, la succession qui a présidé
à leur évolution, sont autant de précieux renseignements pour faire admettre ou rejeter telle opinion sur
la tumeur qu'on observe. Je n'insiste pas sur la valeur
de ces éléments d'un diagnostic complet, pas plus que
je n'ai insisté sur l'état des forces, sur la douleur,
sur les désordres généraux qui peuvent correspondre
à telle ou telle nature de tumeurs solides. Il eût été
difficile de faire une longue exposition des fondements
du diagnostic, alors que le professeur A. Bérard en a
si bien tracé le tableau de main de maître. J'ai cru
préférable d'étayer sur des faits les propositions que

j'ai avancées ; nous examinerons ensuite quels sont les services que peut rendre la ponction exploratrice, alors que le chirurgien hésite entre une tumeur liquide ou solide, et nous apporterons encore quelques faits à l'appui.

Parmi les observations nombreuses que je pourrais invoquer, et où le diagnostic a été posé après le premier examen, je relaterai un cas de kyste folliculeux sus-hyoïdien dont je pratiquai l'extirpation, et qui guérit sans suppuration trois jours après. Je trouverai, de plus, dans ce choix l'occasion de remercier un médecin fort distingué, le docteur Buisson, de ses bons procédés à mon égard.

OBSERVATION.

Kyste sébacé du cou. — Diagnostic facile ; guérison prompte.

Blanc (Élisabeth), âgée de 47 ans, mariée, domiciliée à Flayosc (Var), vint, le 4 octobre 1858, me demander des soins pour une tumeur qu'elle portait à la région sus-hyoïdienne droite. Le docteur Buisson (de Flayosc), sachant que j'avais fait récemment et avec succès, à Draguignan, une rhinoplastie partielle pour une tumeur épithéliale ulcérée, voulut me fournir l'occasion de pratiquer une opération sur une de ses clientes.

La tumeur, oblongue dans le sens postéro-antérieur, était un peu oblique de haut en bas ; elle occupait la région sus-hyoïdienne droite, s'étendant un peu en arrière de l'angle du maxillaire inférieur, gagnant un point rapproché du corps de l'os hyoïde, occupant tout l'intervalle qui sépare ces deux os, et formant le relief d'un gros œuf de poule. Mobile sur les tissus sous-jacents, indolente, sans changement de couleur à la peau, résistante, bien tendue, simulant faiblement la fluctuation, un peu dépressible, mais non réductible, cette tumeur était revêtue par une peau fine, intacte, au centre de laquelle on voyait un petit point noirâtre, déprimé, ombiliqué comme le goulot d'un follicule sébacé. Elle n'était animée d'aucun battement ni le siége d'aucune douleur spéciale, et ne paraissait point liée à un état diathésique. L'état général est bon ; la tumeur n'entraînait qu'une certaine gêne par son volume, mais la déformation qu'elle produisait avait engagé la malade à s'en débarrasser.

Il y a déjà vingt ans que cette femme s'est avisée qu'elle avait au cou une petite grosseur analogue au volume d'une lentille, d'un pois, d'une noisette, d'une amande. L'accroissement a été si lent qu'il a fallu dix-huit ans pour que la petite saillie atteignît le volume d'une amande. Ayant résisté à des applications résolutives, même vésicantes ; s'étant accrue manifestement dans ces derniers temps jusqu'à acquérir la grosseur d'un œuf de poule, cette tumeur devenait le siége de démangeaisons fréquentes, aussi cette femme en demandait l'ablation avec instance.

— 25 —

Les renseignements fournis par l'examen local, unis à ceux de l'état général très-satisfaisant, me démontrèrent une tumeur dont la bénignité n'était nullement contestable, en tenant compte des antécédents, et j'optai pour un kyste sébacé, dont la guérison serait obtenue en enlevant la poche et son contenu analogue à du suif.

Deux heures après, la malade, décidée à l'opération, la subit dans la position assise, sans être soumise aux vapeurs anesthésiques. Une incision fut pratiquée dans le sens du plus grand diamètre du kyste, la peau très-amincie fut disséquée et séparée de l'enveloppe fibreuse. Celle-ci, que je respectai pendant tout le temps de l'opération, fut détachée dans toute sa périphérie et je pus ainsi enlever toute cette masse ovoïde sans vider la poche et sans produire d'écoulement sanguin notable. Le moment le plus délicat fut celui où j'isolai le kyste de ses adhérences avec la veine jugulaire externe, contre laquelle il s'appliquait après avoir aminci ou défeutré le peaucier. Le docteur Buisson put vérifier l'exactitude de cette disposition pendant la dissection, comme par la compression de la jugulaire près de la clavicule. La veine alors se gonflait et formait un cordon bleuâtre saillant dans le fond de la plaie.

Après avoir épongé la surface saignante, je maintins les lèvres cutanées ramenées au contact par trois points de suture, dont j'aidai l'action par les agglutinatifs, la

3

position penchée de la tête et un chevêtre un peu serré. La malade fut mise au lit, observa un peu de régime, ne dut prendre aucun aliment qui nécessitât la mastication, et ne sentit qu'un peu de chaleur produite par le bandage, qui fut desserré légèrement ; trois jours après, je fis le premier pansement. M. le docteur Buisson put constater une telle exactitude dans le rapprochement des lèvres cutanées, qu'on n'apercevait pas la trace de l'incision, il n'y avait aucune suppuration. Je coupai les fils de soie qui opéraient la suture. J'appliquai des bandelettes de taffetas anglais et je les maintins par précaution à la faveur du chevêtre.

Le lendemain, 8 octobre, j'enlevai les bandelettes et je laissai la surface à nu sans moyens contentifs, me bornant à recommander de s'abstenir de grands mouvements de la mâchoire, ou de la tête. La cicatrisation était parfaite. La régularité des formes était restituée à la région cervicale.

Pour savoir si le diagnostic que j'avais porté après le premier examen était exact, il fallait ouvrir la tumeur, que j'avais déposée dans un linge. Un coup de bistouri fendit le kyste et montra une matière blanche analogue à du fromage frais et exhalant une odeur pénétrante et désagréable. J'ai conservé dans l'alcool ce kyste, dont l'épaisseur variable montre qu'il était facile de le vider pendant l'opération, et que son séjour dans les tissus, après l'évacuation de la matière, eût ramené une récidive.

Je vais maintenant rapporter une observation de tumeur graisseuse survenue dans l'aisselle, et dont le diagnostic fut vérifié par l'opération. Dans une région aussi délicate, il convenait de passer en revue les diverses tumeurs axillaires qui pouvaient lui ressembler; il fallait, en un mot, procéder à un diagnostic comparatif.

OBSERVATION.

Lipôme axillaire chez une fille. Opération. — Guérison.

Brouillet, (Marie), âgée de 27 ans, née à Saint-Jean-du-Bruel (Aveyron), femme de chambre, d'un tempérament bilioso-sanguin, d'une bonne constitution, entra le 9 janvier 1856 à l'hôpital Saint-Éloi, n° 24 de la salle Martin-Tisson.

Les renseignements que M. le professeur Bouisson me chargea de prendre, me permirent de constater les caractères suivants : dans l'aisselle gauche et empiétant sur la paroi antérieure, existe une tumeur comparable à un sein et que l'on pourrait prendre pour une troisième mamelle. La peau, médiocrement tendue, douce au toucher, sans vascularisation notable, sans changement de couleur, glisse sur la masse morbide, que l'on mobilise elle-même facilement par sa face profonde. Les doigts introduits au-dessous, dépriment la peau et semblent se toucher, ce qui enlève toute crainte de prolongement vers les ganglions de l'aisselle. Il m'a

semblé que la consistance était médiocre, plus pronon-
cée que celle d'un liquide, plus faible que celle du tissu
fibreux ou du cancer. Bien que cette région puisse offrir
une série de tumeurs variées, il en était un certain nombre qu'onpouvait éliminer de prime-abord. Maintenant,
avait-on affaire à un kyste séreux ? Mais la dépressibilité plus que la fluctuation existait dans cette partie,
il n'y avait pas de transparence. L'absence de phénomènes phlegmasiques antérieurs, l'état général satisfaisant, l'articulation de l'épaule saine, ne pouvaient
faire admettre un abcès froid local ou par congestion.
Le défaut de battements, l'uniformité de volume pendant la systole et la diastole, l'absence du bruit de
souffle différenciaient cette tumeur d'avec un anévrisme
spontané. On pouvait penser à un cancer encéphaloïde
ou à un lipôme. Or, en interrogeant cette fille, j'appris
que le développement remontait à six ans, et pouvait
être attribué à la compression que le corset avait déter-
minée. Il n'avait jamais existé de douleurs lancinantes
ou autres ; la coloration du visage était bonne, les
limites du mal étaient très-nettes, la consistance uniforme, la vascularisation nulle, les forces bien con-
servées ; l'appétit, le sommeil, le flux cataménial,
tout était régulier ; dès-lors on pouvait de préférence
se rattacher à l'idée d'un lipôme. D'ailleurs, la peau
était cotonneuse, la tumeur était comme spongieuse,
et d'un poids modéré eu égard à son volume; la pression du corset avait provoqué une irritation locale qui

avait entraîné à sa suite une déviation nutritive. Je me
souviens avoir vu un lipôme survenu dans le trajet
d'un séton à la nuque abandonné. Le désir de voir cette
grosseur disparaître engageait cette fille à presser cette
tumeur pendant la nuit, de sorte que dans cet intervalle la main représentait fréquemment le rôle que le
corset remplissait le jour. Je soumis mon opinion à
M. le professeur Bouisson, qui parut l'approuver et
qui proposa l'opération. Celle-ci, faite le 11 janvier,
vint pleinement confirmer le diagnostic et montra une
masse cellulo-adipeuse, sans interposition d'aucun
autre tissu, et dont le poids atteignait 760 grammes.
M. le professeur Bouisson n'eut qu'à lier un vaisseau,
et il obtint la réunion immédiate à la faveur de cinq
points de suture. Il ne survint rien de remarquable
dans les quelques jours qui suffirent à la cicatrisation,
et la malade, parfaitement guérie et très-satisfaite,
quitta l'hôpital le 29 janvier.

Les occasions où l'on doit revenir à plusieurs reprises à l'épreuve diagnostique, ne sont pas rares.
L'expérience nous invite à la prudence, en nous montrant les erreurs des autres ou celles que nous avons
pu commettre. Cette sage réserve est donc une des
qualités les plus précieuses du chirurgien.

J'ai vu plusieurs fois M. le professeur Bouisson
reconnaître avec un remarquable talent une tumeur
solide, et revenir plusieurs fois à cet examen, pour valider entièrement l'opinion qu'il s'était faite sur la

nature de la maladie. C'est ainsi qu'il a évité l'opération à des individus qui présentaient, au lieu du sarcocèle cancéreux, le sarcocèle vénérien.

Tout récemment, dans un cas difficile, j'ai mis en
pratique les conseils qu'il avait donnés pour guider le
chirurgien dans la détermination d'une tumeur dont
les caractères ne seraient pas bien tranchés.

OBSERVATION.

*Tumeur des bourses prise pour une hydrocèle qu'on peut de
préférence appeler un sarcocèle squirrheux.*

Le 2 novembre 1858, M. C...., âgé de 26 ans, né
à Draguignan (Var), vint me trouver pour me montrer une tumeur scrotale qu'il disait être une hydrocèle, et réclamer l'opération que je jugerai convenable. Dès qu'il m'eut découvert la tumeur, qui
siégeait à droite, je parus surpris de la forme que
celle-ci affectait. Puis, sans me prononcer d'aucune manière, je procédai minutieusement au diagnostic. D'une grosseur comparable à une tête de
fœtus à terme, presque cuboïde, très-lourde, résistante, comme noueuse à la surface, cette tumeur n'offre
aucune dépressibilité; elle n'est point fluctuante, ne
peut se réduire, elle pend verticalement lorsque le
sujet est sur ses genoux ou sur les pieds. Examinée
avec le plus grand soin au point de vue de la trans-

parence, elle a répondu négativement à cette épreuve. Mis dans le décubitus dorsal ou dans la station debout, le sujet m'a toujours présenté les mêmes caractères. La peau était médiocrement tendue et n'offrait pas de vascularisation veineuse notable. La pression ne réveillait en aucun point de douleur spéciale, le cordon était libre, le canal déférent paraissait à l'état sain. Il n'y avait pas de douleur vive dans la région malade, ni aux lombes ; la constitution du sujet était robuste, la coloration du visage était bonne, l'état général satisfaisant.

Interrogé sur ses antécédents, il m'a appris que depuis sept à huit ans il avait reconnu dans la région malade une petite induration graduellement croissante, indolore, mobile. Au moment du tirage au sort, il avait réclamé pour cette tumeur, et il s'était présenté au conseil de révision avec un certificat attestant qu'il avait une hydrocèle. Rien chez les parents qui puisse être invoqué comme une prédisposition héréditaire fâcheuse. Il n'avait pas eu la syphilis ; du moins il l'affirmait, malgré mes demandes réitérées sur ce point.

Dès le début de l'épreuve jusques à la fin, il me parut qu'il ne s'agissait pas d'une hydrocèle ; je penchai en faveur d'un sarcocèle. Mais la différence entre les deux maladies était si grande, que je ne voulus pas me prononcer après ce premier examen. Je me contentai d'avancer que cette tumeur ne devait pas être une hydrocèle, mais je demandai, avant d'affirmer la dénomination exacte qu'elle méritait, une nouvelle inspection que je fixai au lendemain matin. Les manœuvres auxquelles je me livrai le lendemain me confirmèrent de plus en plus dans l'idée qu'il s'agissait d'un sarcocèle, et je n'hésitai plus à le dire à ce jeune homme. Or, voici ce qu'il m'avoua aussitôt: Il me dit que le médecin militaire qui l'avait examiné au conseil de révision, après avoir lu le certificat, n'avait point admis une hydrocèle, et après des recherches fréquentes qui avaient duré fort longtemps, il avait opté pour un sarcocèle et déclaré cet homme impropre au service.

Cet aveu était d'autant plus précieux, que j'avais pour moi l'opinion d'un médecin militaire, alors qu'il s'agissait de réformer un individu ou de l'envoyer sous les drapeaux.

Le lendemain, je présentai ce jeune homme à un professeur de médecine de Montpellier, M. René, qui se trouvait à Draguignan pour une consultation, et l'opinion émise fut qu'il s'agissait d'un sarcocèle.

Je ne pouvais donc m'entourer de conseils plus éclairés, et je restai de plus en plus persuadé que ce n'était pas à la faveur de la ponction et de l'injection iodée que je pourrais guérir mon malade.

En insistant de nouveau sur l'existence d'une blennorrhagie, le malade finit par se rappeler qu'il avait eu un écoulement urétral de courte durée. Je crus de-

voir le soumettre à l'iodure de potassium, qui pouvait
diminuer le volume de la tumeur par son action réso-
lutive, et même pouvait en amener la guérison complète s'il s'agissait d'un sarcocèle syphilitique.

Le 12 août 1859, j'ai reçu une lettre de ce jeune
homme, qui m'apprend que l'usage intérieur de l'iodure de potassium pendant deux mois, et l'emploi des
frictions avec la pommade iodurée, n'ont amené aucun
changement ; la tumeur est dure comme une pierre.
Il ne paraît pas qu'elle soit devenue plus volumineuse ;
le soir, elle est un peu plus grosse que le matin.

Voilà un cas où le diagnostic comparatif a dû être
fondé sur plusieurs examens. Maintenant il est certain
que, le traitement ayant été insuffisant, je ne pourrai
être très-sûr de la véritable lésion qu'après avoir fait
une ponction exploratrice ; et si cette dernière, comme
il est probable, n'amène point de liquide, il serait
opportun d'extraire une parcelle du tissu ; jusque-là
je penche pour un sarcocèle, mais ma conviction n'est
pas inébranlable.

Les erreurs du diagnostic en ce genre commises
par des praticiens très-recommandables, m'obligent à
attendre le complément de l'épreuve pour avoir une
opinion invariable. J'emprunte au professeur Bouisson un fait d'erreur tiré de la pratique de Lallemand,
son prédécesseur dans la chaire de clinique chirurgicale.

« Pendant mon internat à l'hôpital Saint-Éloi de Montpellier, je me rappelle avoir vu M. Lallemand commencer l'ablation d'une tumeur des bourses, qu'il croyait être un sarcocèle : le premier coup de bistouri donna issue à un flot de liquide ; ce fut un avertissement dont le chirurgien profita pour faire l'opération de l'hydrocèle par incision. Le malade guérit et conserva son testicule, qui était sain [1]. »

Dans le fait que je vais rapporter, on verra en présence, et avec des avis différents, deux chirurgiens au-dessus de tout éloge : Boyer et Roux. Un malade avait été adressé à Roux pour être opéré d'une tumeur au scrotum, qu'on croyait être un sarcocèle. On voulut consulter préalablement Boyer qui, longtemps avant, avait opéré la mère de ce malade d'un cancer au sein. Après avoir examiné la tumeur à la lumière et constaté sa transparence, Boyer, nonobstant les idées d'hérédité qu'il professait, déclara qu'il s'agissait d'une hydrocèle simple. Roux diagnostiqua, à son tour, un sarcocèle et fit l'ablation du testicule, qui se présenta avec tous les caractères du cancer.

Écoutons J.-L. Petit, dont les aveux sont si instructifs. « On a quelquefois de la peine à distinguer les maladies qui attaquent les parties contenues dans

---

[1] M. le professeur Bouisson ; Mémoire sur l'exploration sous-cutanée des tumeurs, inséré dans les Mémoires de l'Académie des sciences et lettres de Montpellier, tom. I, pag. 263.

les bourses. On les prend souvent les unes pour les autres, comme il m'est arrivé de prendre une hidrocèle pour une tumeur skirreuse du testicule ; ce fut en partie pour n'avoir pas été assez instruit du commencement de la maladie, et en partie aussi parce que les deux signes distinctifs de l'hidrocèle, sçavoir la transparence et la fluctuation, ne s'y rencontroiént pas [1]. »

A. Bérard rapporte dans sa Thèse de concours un fait semblable à celui de Pierceau, rapporté dans le Mémoire de Louis, sur les *Pierres urinaires formées hors des voies naturelles de l'urine*. «Un homme, âgé de 68 ans, entra à l'Hôtel-Dieu pour une tumeur située dans la partie gauche du scrotum. Cette tumeur fut considérée comme un carcinôme du testicule.

A l'autopsie on trouva un calcul urinaire plus gros qu'un œuf de poule, jaunâtre et dense, contenu dans un kyste cellulo-fibreux, et celui-ci communiquant, par une ouverture fistuleuse, avec la portion spongieuse de l'urètre, au point correspondant à la cloison du dartos. Les deux testicules étaient atrophiés, et l'un d'eux avait été pris, pendant la vie, pour l'épididyme [2]. »

L'hématocèle avec épaississement de la tunique vaginale a pu donner le change pour un sarcocèle, et

---

[1] J.-L. Petit ; Traité des maladies chirurgicales, 1774, tom. II. pag. 488.

[2] A. Bérard ; Du diagnostic dans les maladies chirurgicales. (Thèse de concóurs, 1836.)

l'ablation du testicule a été faite, bien que cette glande fût entièrement saine. «Un homme de couleur s'étant froissé le testicule droit, y ressentit de vives douleurs pendant plusieurs années. A son arrivée à Paris, la tumeur était dure, inégale, pesante, sensible, et elle était le siège de douleurs lancinantes. Dupuytren en pratiqua l'extirpation. Après la première incision, ayant rencontré un point fluctuant, il l'ouvrit; une humeur rougeâtre et inodore qui en sortit ajouta une nouvelle certitude au diagnostic, et l'excision fut achevée. L'examen de la partie fit voir que la tumeur était formée par la tunique vaginale devenue cartilagineuse, et que la liqueur qui s'en était échappée devait ses qualités à du sang. Le testicule était sain [1].»

Boyer [2] nous fournit un exemple analogue où la castration a été pratiquée, tandis que le testicule n'offrait aucune altération. «J. Cellier, porteur d'eau et charbonnier, âgé de 55 ans, fut admis à l'hôpital de la Charité, le 2 juin 1805, pour y être traité d'une tumeur qu'il portait dans le scrotum. Quelques jours avant son entrée à l'hôpital, cet homme s'était présenté à un chirurgien qui, croyant reconnaître une hydrocèle double, avait fait la ponction des deux côtés. Il n'était sorti que peu de sérosité du côté droit; le côté gauche avait fourni un liquide sanguinolent. Des douleurs vives

[1] Sabatier; édition Sanson et Bégin, tom. III, pag. 27.
[2] Boyer; Traité des malad. chirurg., 1825, tom. X, pag. 295.

avaient succédé à cette opération. Le scrotum fut couvert d'un cataplasme émollient, qui n'amena aucun soulagement. La dureté et la sensibilité de la tumeur nous portèrent, M. Deschamps et moi, à la regarder comme un squirrhe du testicule gauche, dont l'ablation nous parut nécessaire. Elle fut pratiquée par M. Deschamps, le 3 juillet suivant. La tumeur examinée après l'opération, nous trouvâmes qu'elle était formée par la tunique vaginale, épaisse de 8 à 10 lignes. Son tissu lardacé contenait plusieurs foyers ichoreux ; sa cavité était remplie par de la sérosité sanguinolente. Le testicule occupait sa partie postérieure, et n'offrait aucune altération de forme, de volume ni de tissu. »

Dans tous ces cas difficiles, le grand nom des chirurgiens que j'ai cités peut être invoqué pour faire admettre que l'erreur était presque inévitable. Cependant on aura toujours à se louer de s'être entouré de toutes les précautions, et il me paraît sage de revenir aux symptômes actuels, locaux et généraux, lorsqu'on les a déjà consultés et qu'on a obtenu des anamnestiques les renseignements qu'ils ont pu donner. En recourant ainsi à diverses reprises aux sources précieuses qui nous fournissent nos instructions dans les circonstances que nous signalons, on se réserve plus de chances de démêler la vérité, on insiste plus longtemps sur le même fait, on s'en pénètre davantage, et il peut en résulter une conviction mieux établie, un diagnostic plus raisonné.

Malgré tous les moyens déjà énumérés, le chirurgien hésitera quelquefois à se prononcer sur la consistance liquide ou solide d'une tumeur ; la ponction exploratrice doit alors intervenir pour éclairer la question. Nous allons examiner l'utilité de ce mode d'investigation, et nous rapporterons quelques faits pour montrer les services qu'il peut rendre.

CHAPITRE II

DE LA PONCTION EXPLORATRICE.

Dans la détermination d'une tumeur dont la consistance est douteuse, la ponction exploratrice est assurément la meilleure pierre de touche dont le chirurgien dispose pour se prononcer sur l'état moléculaire du contenu. En usage dans l'Inde, d'où Brossard, chirurgien de marine à Rochefort, l'avait importée, elle a été désignée sous le nom de *méthode indienne* par Kéraudren. Elle se pratique avec une aiguille à cataracte, mieux encore avec un bistouri étroit, et surtout avec un trois-quarts qu'on nomme, en raison de cet usage, trois-quarts explorateur.

L'aiguille à cataracte me paraît insuffisante dans mainte occasion, bien qu'on suppose l'écoulement d'une gouttelette de liquide capable de s'opérer le long de la tige de l'aiguille, dont le collet est plus étroit que la lance qu'il supporte. Aussi, comme le fait remarquer M. le professeur Bouisson : « par le fait même de l'exiguïté de la perforation, le diagnostic des tumeurs n'est pas sûrement éclairé par l'acupuncture simple.

Il suffit du jeu élastique des tissus, pour former l'ouverture et empêcher l'issue du liquide contenu. Un grumeau albumineux, un petit caillot sanguin, un flocon de tissu adipeux sur le siége de la perforation, s'opposent également au résultat de l'exploration. Ayant examiné de cette manière une tumeur de la partie postérieure de la cuisse, dont la nature était douteuse, je n'obtins l'issue d'aucune portion du liquide. L'acupuncture, remplacée par la ponction à l'aide du bistouri aigu, dévoila l'existence d'un abcès par congestion, dont je reconnus la source dans une carie de la tubérosité sciatique [1]. »

Il est d'autant plus opportun d'employer un instrument qui puisse permettre la sortie du liquide, s'il en existe dans la partie, qu'on pourrait sur cette non-apparition en inférer qu'il s'agit d'une tumeur solide. Le bistouri très-effilé est sans contredit bien préférable. On sait tout le parti qu'en tirait Dupuytren, et on vient de voir que M. Bouisson a eu à s'en louer. Un avantage incontestable que présente l'emploi du bistouri, consiste dans la possibilité d'agrandir l'ouverture faite par le chirurgien, lorsqu'il conviendra de faciliter l'évacuation du liquide. La ponction exploratrice se transforme en une incision; le moyen diagnostique devient alors un moyen curatif.

Le trois-quarts explorateur, ou de Récamier, est

---

[1] M. le professeur Bouisson; mémoire cité, pag. 259.

facilement obstrué par des épaississements de liquide ou par des corps tenus en suspension. Outre cet inconvénient, il offre une résistance si faible qu'il peut se ployer, se couder et devenir inutile. Je vais rappeler en peu de mots un fait qui en est la preuve.

Le 2 juillet 1852, M. le professeur Bouisson, voulant confirmer le diagnostic d'un abcès rétro-pharyngien qu'il avait reconnu la veille chez un malade de son service, fit une ponction exploratrice avec le trois-quarts de Récamier. Le poinçon fut retiré lorsque la paroi pharyngienne eut été traversée, autant qu'il était possible de le supposer. Il ne s'écoula point de liquide par la canule. Le malade ayant éprouvé momentanément un spasme du pharynx, se livra à des mouvements qui agitèrent aussi la langue et firent remonter l'abaisseur qui maintenait cette dernière. L'abaisseur pressa contre la canule et l'infléchit en lui donnant une forme coudée. M. Bouisson, après avoir retiré la canule devenue inutile, remarqua une gouttelette de pus à son extrémité tranchante, et vit ainsi se vérifier son diagnostic en faveur d'un abcès; il prit alors un bistouri étroit dont il entoura la lame d'une chemise de linge, excepté dans l'étendue d'un centimètre et demi, et le plongea dans la paroi pharyngienne, qu'il incisa longitudinalement. Il sortit un peu de sang; quelques efforts de vomissements auxquels se livra le malade, firent écouler du pus en assez grande quantité. Son évacuation fut rendue plus abondante par la pression

que l'on exécuta sur l'abcès avec le bord arrondi de
l'abaisseur lingual. Des flocons épais, des grumeaux
blanchâtres furent expués facilement.

On comprend l'obstruction de la canule en tenant
compte de la qualité du pus; c'est là une condition qui
peut se rencontrer fort souvent et dont on n'a pas à
se préoccuper en se servant du bistouri. L'exiguïté du
trois-quarts, dans le fait que je viens de mentionner,
avait permis au compresseur lingual de couder la canule; l'emploi du bistouri fut préférable, l'écoulement
du pus s'opéra si bien par l'incision longitudinale,
que le malade, guéri depuis plusieurs jours, quitta
l'hôpital le 5 août.

J'ai vu bien souvent les chefs de service recourir à
la ponction exploratrice pour confirmer leur diagnostic
et quelquefois pour l'établir sûrement. On verra dans
le fait suivant, où il s'agissait d'un encéphaloïde du
testicule gauche retenu dans le canal inguinal, et d'une
hydrocèle gauche, que la ponction faite avec le bistouri
a démontré la réalité de l'hydrocèle coexistante avec
une tumeur solide qui lui servait de base.

OBSERVATION.

Tumeur inguinale gauche que l'on suppose un encéphaloïde
du testicule retenu dans l'aine. Hydrocèle du prolongement
de la tunique vaginale. Ponctions exploratrices.

Au numéro 24 de la salle Saint-Barthélemy est couché un homme âgé de 40 ans, Foulquier (Antoine),

né à Marseillan (Hérault), exerçant la profession de cultivateur, entré à l'Hôtel-Dieu Saint-Éloi le 27 janvier 1855. Doué d'une constitution assez forte , d'un tempérament bilioso-lymphatique , il présente dans le trajet inguinal gauche une tumeur globuleuse , dont la surface paraît uniforme au toucher, assez résistante, sans adhérence avec la peau, ni avec le bord antérieur de l'os coxal. Celle-ci jouit d'une grande mobilité et l'on peut la changer de place, surtout dans le sens du canal inguinal , à la condition toutefois d'entraîner les parties molles auxquelles elle adhère. La peau qui la recouvre est légèrement brunâtre à la partie inférieure du côté du pubis , elle est parcourue par des veines volumineuses ; elle ne paraît point enflammée, le développement seul de la tumeur a provoqué sa tension. La pression fait naître des douleurs vives dans la profondeur de la partie malade, douleurs qui s'irradient dans l'abdomen du côté de la région iliaque, jusque dans la région rénale.

A la partie inférieure et interne de la tumeur, vers la racine gauche du scrotum , on découvre une petite tumeur dépressible, en partie réductible, dont j'ai pu constater la transparence en appliquant le stéthoscope sur un point de cette collection liquide renfermée dans la racine de la bourse gauche, sur le prolongement inférieur de la tumeur inguinale, tandis qu'une bougie allumée est placée du côté opposé.

J'ai remarqué, en faisant tousser le malade, que les

secousses imprimées par la toux se transmettaient davantage à la tumeur d'apparence solide qu'à celle dont je venais de voir la transparence.

L'examen des bourses m'a permis de reconnaître qu'il n'existait point de testicule dans les enveloppes du côté gauche, et que le testicule droit était réduit au volume d'une graine de haricot.

La mensuration de la tumeur inguinale gauche nous donne :

11 centimètres dans le diamètre transverse ;
17 centimètres dans le sens du canal inguinal ;
41 centimètres dans le pourtour de la base.

Le malade est amaigri, faible; le sommeil et l'appétit ont diminué ; le teint est olivâtre ; l'expression des traits du visage est un peu masquée par la barbe. La crainte d'une tumeur dangereuse se révèle dans toutes ses paroles et dans son regard.

Interrogé sur ses antécédents, cet homme m'a appris que le testicule gauche n'est jamais descendu dans les bourses, qu'il est constamment resté dans le canal inguinal, pouvant descendre un peu plus par une pression dirigée de haut en bas, mais n'ayant jamais dépassé l'anneau externe. Ce corps placé dans l'aine, lorsqu'on le comprimait faisait éprouver à cet homme des douleurs vives analogues à celles qu'on développe en pressant un testicule. Dans plusieurs circonstances, le manche de la pioche, dont il se servait comme cultivateur, était venu le heurter vers l'anneau, et des souffrances assez vives, mais passagères, s'en étaient suivies.

Au mois d'août 1854, le testicule gauche acquit en vingt-cinq ou trente jours un volume considérable, sans manifestation de douleur, de chaleur, de rougeur à la peau, sans fièvre appréciable, sans contracter d'adhérences avec les parties voisines ; aussi le malade ne tarda pas à reprendre les travaux des champs. Au bout d'un mois, la tumeur était devenue très-volumineuse, rénitente et douloureuse, surtout lorsque le malade marchait ou se tenait debout. Il fallut dès-lors garder le lit, et on eut recours aux moyens antiphlogistiques. Trois mois après, les douleurs devinrent plus supportables et le malade substitua aux moyens antiphlogistiques les résolutifs locaux dont l'inefficacité l'engagea à venir à Montpellier.

Le testicule droit aurait subi cette atrophie extrême à la suite d'une orchite qui succéda à un violent effort qu'il fit pour monter sur un lit ; il avait alors 23 ans.

Marié à l'âge de 27 ans, il n'a jamais eu d'enfants ; il affirme avec une persistance dont on peut se défier, qu'il a toujours rempli ses fonctions viriles.

A tous ces caractères, et en tenant compte des renseignements, je crus reconnaître qu'il s'agissait d'une tumeur encéphaloïde considérable, développée aux dépens du testicule gauche retenu dans l'aine, et d'une hydrocèle consécutive survenue dans le prolongement

de la vaginale ; en d'autres termes, il y avait sarco-hydrocèle.

Le 1er février, une ponction exploratrice à la faveur
d'un bistouri droit effilé est faite vers la partie externe
de la tumeur, avec précaution, par M. le professeur
Alquié. Il sort quelques gouttes de sang. Le stylet
enfoncé à la profondeur d'un centimètre facilite la
sortie de ces gouttelettes. La pression exercée sur le
prolongement scrotal de la tumeur fait jaillir sous la
forme d'un jet une quantité de sérosité claire qui peut
être évaluée à 150 grammes.

Le lendemain, cette collection paraissait s'être re-
produite.

Le 3 février, nouvelle ponction avec un petit trois-
quarts-explorateur ; la sérosité qui s'écoule est sanguinolente et peut s'élever à 100 grammes.

Le 11 février, la ponction est renouvelée à l'aide
du bistouri. Il sort environ 100 grammes de sérosité
rougie par du sang, la pression est très-douloureuse.

Le 12 février, la tumeur paraît offrir tous les caractères de l'inflammation ; toutefois le ventre ne
participe point à cet état. On prescrit des frictions
mercurielles sur la tumeur, des cataplasmes laudanisés,
deux pilules avec 5 centigrammes extrait gommeux
d'opium ; bouillon, tisane d'orge.

La tumeur augmente, elle subit un tel ramollisse-
ment qu'on croirait apprécier la fluctuation. Dans le
point où était l'hydrocèle, on dirait qu'il y a de la

rénitence. L'inflammation phlegmoneuse qui s'y est développée prend le caractère gangréneux, une escarre survient à la peau, et à sa chute, le 22 février, il s'écoule du pus séreux, noirâtre et très-fétide, mêlé de gaz.

Le 26 février, la gangrène fait des progrès, elle envahit cette masse encéphaloïde qui fournit des gaz très-fétides et une abondante quantité de liquide noirâtre, à odeur gangréneuse.

De nouvelles escarres se forment et se détachent, la tumeur se gangrène dans sa profondeur; des grumeaux putréfiés, des débris noirâtres s'échappent peu à peu, sous l'influence de la pression, par plusieurs points d'où se sont détachées les escarres.

Les phénomènes généraux adynamiques sont si violents, que le malade ne tarde à succomber.

La ponction exploratrice a permis ici de distinguer d'une manière positive l'hydrocèle d'avec une tumeur solide, qui n'a pas tardé à devenir fluctuante par suite de la suppuration et de la fonte putride de la masse encéphaloïde.

Il est bon nombre de tumeurs solides dont on atteste plus sûrement la consistance après l'épreuve négative de la ponction exploratrice. C'est ainsi que j'ai vu agir M. le professeur Bouisson dans des cas où il avait reconnu le sarcocèle. Au moment d'opérer la castration, jugée nécessaire, ce chirurgien complétait le diagnostic par l'introduction d'un bistouri droit effilé dans la tumeur.

Cabanis (César), âgé de 29 ans, né à Saint-Côme (Gard), entré à l'hôpital Saint-Éloi le 16 juin 1851, occupait le n° 21 de la salle des blessés ; il présentait une tumeur du côté droit des bourses qui avait tous les caractères d'un sarcocèle. Comme cet homme avait eu, six ans auparavant, une blennorrhagie suivie d'orchite, avec induration persistante de l'épididyme, et que des chancres avaient existé à cette époque M. le professeur Bouisson le soumit à un traitement antisyphilitique, à titre d'exploration thérapeutique. La tumeur cunéiforme, à base antérieure, ne fut point modifiée dans son volume, et l'opération fut décidée.

Le 25 juin, le malade étant conduit dans la salle d'opérations, fut soumis aux inhalations de chloroforme. Lorsque la période de résolution fut atteinte, M. Bouisson plongea un bistouri droit dans la tumeur, et il ne sortit aucun liquide. Il n'y avait donc point d'hydrocèle, et ainsi se trouvait confirmé le diagnostic du chef de service. La castration fut pratiquée, les suites en furent heureuses.

Quelques mois auparavant, M. le professeur Bouisson avait diagnostiqué un sarcocèle du testicule gauche. Le sujet était un militaire : Sicre (Dominique), âgé de 25 ans, né à Ax (Ariége), incorporé au 2ᵉ régiment de dragons, entré le 9 avril 1851 à l'hôpital Saint-Éloi, où il occupait le n° 12 de la salle Saint-Côme. Il fut soumis à l'iodure de potassium, en raison de la syphilis qu'il avait contractée depuis quelque temps, et pour laquelle il avait subi un traitement. La tumeur ne changea point de volume, et la castration fut proposée au malade.

M. le professeur Bouisson avait reconnu un sarcocèle sans complication d'hydrocèle ; au moment de l'opération, il voulut vérifier son diagnostic en faisant une ponction exploratrice. Il plongea à une assez grande profondeur un bistouri étroit; aucun liquide ne s'écoula, l'instrument était à peine taché de sang. La castration fut opérée incontinent. Si Lallemand, en face d'une hydrocèle qu'il prit pour un sarcocèle simple, avait usé de la même prudence, il aurait reconnu l'erreur sans pratiquer une large incision à la tumeur.

Dans les cas où une tumeur solide co-existe avec une tumeur liquide, la ponction exploratrice simplifie la maladie, si les deux tumeurs ont été reconnues d'avance ; elle éclaire le chirurgien, lorsqu'il s'est trompé dans son diagnostic.

Je me rappelle avoir vu M. le professeur Bouisson, en présence d'un sarco-hydrocèle qu'il avait reconnu, faire la ponction exploratrice pour évacuer le liquide; la castration était ensuite opérée.

Dans un cas de sarco-hydrocèle, le professeur Serre (de Montpellier) crut avoir affaire à une hydrocèle et en pratiqua la ponction. Quel ne fut pas son étonnement lorsque, après avoir retiré le poinçon, il ne vit sortir aucun liquide. La canule étant ramenée graduellement vers la peau, il jaillit de la sérosité. La tumeur n'en persista pas moins et ce fut alors que Serre reconnut le sarcocèle ; la castration n'offrit rien de particulier.

Chez un cultivateur, Alias (André), âgé de 32 ans et qui vint dans la salle Saint-Éloi , au mois d'août 1847, pour une tumeur du testicule gauche, la ponction de la tumeur à l'aide d'un trois-quarts n'avait fourni aucun liquidé à un médecin qui avait cru reconnaître une hydrocèle. Malgré cette tentative infructueuse, la sensation d'un liquide n'en fut pas moins nettement perçue par M. Chrestien, professeur agrégé de la Faculté, et qui faisait le service en remplacement de Serre. La ponction, habilement faite, fit écouler près de 60 grammes d'un liquide verdâtre et très-fétide. La tumeur, qui était formée par une masse encéphaloïde, fut ensuite enlevée par Serre le 17 septembre.

Il ne faut pas toujours conclure en faveur d'une tumeur solide, lorsque la ponction exploratrice ne donne que des résultats négatifs. Plus d'une fois le liquide existe, mais il éprouve de grandes difficultés pour son émission libre. C'est ainsi que la ponction d'une hydrocèle volumineuse que j'opérai, il y a quelques mois, ne me donna aucun liquide. La ponction répétée sur un autre point ne fut pas plus heureuse. Dans les deux cas, la canule n'amenant aucune sérosité, fut retirée.

Je saisis la tumeur avec les deux mains, et par une pression considérable et soutenue pendant deux heures, j'obtins un litre et demi de sérosité, dont l'écoulement ne s'est effectué que goutte à goutte. Cette sérosité était fortement chargée de cholestérine.

Lorsque le liquide est peu abondant et que la tumeur est formée, en outre, par des fongosités mollasses, la distinction est délicate et la ponction vient légitimer l'opinion qu'on avait de l'existence d'un liquide, puisqu'elle en permet l'évacuation. Chez une fille de 20 ans que j'allais opérer de la fistule lacrymale de l'œil droit, au moment où je recherchais la saillie du pourtour orbitaire, je crus démêler un liquide au-dessous des fongosités de la fistule. J'annonçai à mes aides qu'il y avait un abcès entre le sac et la peau. Je donnai avec précaution un coup de bistouri, et j'obtins ainsi l'évacuation de 8 à 10 gouttes de pus. Six jours après, je fis l'opération de la fistule par le procédé de Dupuytren, et le succès en a été complet dès le troisième jour.

Dans le diagnostic des tumeurs solides, la ponction exploratrice peut rendre des services importants, en instruisant le chirurgien sur les limites du mal. C'est ainsi que, dans des altérations cancéreuses de la région mentonnière ou massétérine, l'acupuncture peut nous avertir de l'état du maxillaire inférieur. M. le professeur Bouisson a appliqué l'acupunture exploratrice à la vérification de la densité des tumeurs solides, et de

leurs rapports avec les os sur lesquels elles sont placées ou qui en sont eux-mêmes le point d'origine. Ce
chirurgien nous apprend, dans son mémoire sur l'Exploration sous-cutanée des tumeurs, qu'il a eu de fréquentes occasions, à la clinique de l'hôpital Saint-Éloi
de Montpellier, d'obtenir un parti avantageux de ce
genre d'exploration, et d'en tirer des conséquences
thérapeutiques dont la justesse et l'importance ont été
vérifiées par le manuel opératoire. On lit dans ce travail une observation fort intéressante, que j'ai suivie
dans tous ses détails, puisque le malade se trouvait
dans le nombre de ceux qui m'étaient confiés pour le
stage. Comme l'opérateur y rend compte de tous ses
actes, j'ai cru devoir substituer sa rédaction à la
mienne. Je rapporterai ensuite une observation très-
intéressante à deux titres différents. On y verra qu'à
l'aide de l'acupuncture exploratrice, M. le professeur
Bouisson s'est assuré que le maxillaire inférieur n'était
pas attaqué par le cancer, et on aura l'occasion de
constater l'ablation complète de la glande sous-maxillaire cancéreuse. A l'autopsie, j'ai pu vérifier que la
glande avait été complètement extirpée. L'examen microscopique, fait avec le concours du professeur que
je cite, m'a permis de m'assurer du caractère cancéreux de la glande, dans la journée même de l'opération.
Je relate le premier fait d'après M. Bouisson :

OBSERVATION

d'une tumeur cancéreuse adhérente à la moitié droite du corps du maxillaire inférieur. — Acupuncture exploratrice indiquant l'altération des couches externes de l'os et l'intégrité des couches profondes. — Ablation de la tumeur d'après ces données. — Guérison.

« Réfréger (Vincent), âgé de 48 ans, employé aux forêts de Vésols (Aveyron), est entré à l'Hôtel-Dieu Saint-Éloi, le 8 mars 1849. Doué d'une excellente constitution et né de parents sains, cet homme n'a éprouvé d'autre affection que des chancres bien traités et depuis longtemps guéris. Il y a environ quatre ans qu'il s'aperçut d'une gerçure siégeant au côté droit du bord libre de la lèvre inférieure. Bientôt les bords de cette gerçure se tuméfièrent, une induration se manifesta au dessous d'elle, et il se forma une tumeur qui, traitée sans succès par la cautérisation, dut être excisée. Six mois après cette opération, il se forma au-dessous et en dehors de la commissure labiale droite une nouvelle tumeur, qui, d'abord limitée aux parties molles et douée de mobilité, ne tarda pas à adhérer à l'os de la mâchoire, et à se développer graduellement, en gagnant la base de l'os et la région sous-maxillaire. Elle avait acquis le volume du poing, lorsque le malade se rendit à Montpellier.

» A l'examen de la tumeur nous reconnûmes qu'elle

était dure, bosselée, inégale, adhérente à l'os, et n'ayant d'autre mobilité que celle de l'os lui-même. Elle était le siége d'élancements passagers et ne paraissait ramollie que dans une partie assez restreinte, recouverte par une portion de peau bleuâtre amincie et adhérente. Dans tout le reste de son étendue, la peau conservait sa mobilité et son intégrité. La nature de la maladie n'était point douteuse : il s'agissait évidemment d'un squirrhe de la région maxillaire.

Le point important consistait à déterminer si l'os était affecté et jusqu'à quelle profondeur il participait à l'affection. La solidité des dents, l'absence de douleur dans les efforts de mastication, la non-existence de tuméfaction du côté de la bouche, faisaient présumer que l'altération du maxillaire était superficielle, au moins du côté du rebord alvéolaire. Mais on ne pouvait rien affirmer par rapport aux autres parties de l'os, que le relief de la tumeur rendait inaccessibles à l'exploration par les doigts. J'eus l'idée d'appliquer, dans ce cas, l'acupuncture exploratrice, et de vérifier ainsi le degré de résistance de l'os sur le point d'adhérence de la tumeur. Une aiguille à acupuncture ordinaire fut introduite dans l'épaisseur de celle-ci, et dans une direction perpendiculaire à la face externe de la mâchoire. L'introduction fut faite avec ménagement, afin de reconnaître la densité des couches successivement traversées, et bientôt l'aiguille arriva sur l'os, où elle s'enfonça dans l'épaisseur d'un millimètre. Extraite

et reportée dans une direction légèrement oblique en
haut et en arrière, elle s'engagea plus profondément
en paraissant prendre la direction du canal dentaire.
J'en conclus que l'os était sain dans ses couches profondes, et qu'il suffirait sans doute d'en ruginer ou
d'en emporter la table externe avec la gouge et le
maillet.

» L'opération fut résolue d'après ces explorations, et
après quelques soins locaux et quelques remèdes internes destinés à diminuer l'engorgement périphérique
de la tumeur, je l'exécutai le 26 mars 1849.

« Après avoir provoqué le sommeil anesthésique au
moyen du chloroforme, une incision elliptique à con-
vexité inférieure est dirigée depuis la commissure
labiale jusqu'à l'angle de la mâchoire : elle marque
le rebord inférieur d'un lambeau cutané qui est dissé-
qué et relevé de bas en haut, de manière à mettre à nu
le bord supérieur de la tumeur qui est alors disséquée
de haut en bas, détachée de ses adhérences à l'os
maxillaire, isolée de l'os et de la peau qui recouvre
sa partie supérieure jusque dans la région sous-maxillaire, où l'on enlève scrupuleusement tout ce qui
paraissait suspect ; les artères sont aussitôt liées, le
siége de l'opération épongé et nettoyé pour examiner
la face externe de l'os. Cette face était altérée et ramollie dans l'étendue d'une pièce de deux francs.
Cette destruction superficielle s'étendait jusqu'au canal
dentaire, dans lequel le produit morbide remontait

assez haut. A l'aide de la rugine et du couteau lenti-
culaire, toutes les parties malades sont enlevées. Un
jet d'eau dirigé sur la région la débarrasse du détritus
et du sang, pour permettre de mieux juger de l'étendue du cancer. Avec la gouge et le maillet j'enlève la
paroi externe du canal dentaire, en sculptant l'os dans
sa direction jusque dans l'épaisseur de la branche de
la mâchoire. Ce canal est curé avec le bec d'une petite
rugine, et, pour ne laisser aucun germe de reproduc-
tion, je termine en cautérisant fortement avec le fer
rouge dans toute l'étendue des parties ruginées, et
surtout du côté du pédicule des vaisseaux et du nerf
dentaires. L'opération est terminée par la régularisation
des bords de la plaie, l'emploi de la suture et un
pansement convenable.

« Les suites de l'opération furent convenables et le
rétablissement du malade assez prompt. Néanmoins,
une angine catarrhale assez intense, développée le
lendemain de l'opération, avait occasionné quelque
inquiétude. Elle se dissipa à la suite d'une sueur très-
abondante, et, depuis ce moment, la guérison fit des
progrès rapides.

» Le cinquième jour, les épingles à suture sont enlevées ; on permet quelques aliments au malade. Le
sixième, les fils à ligature se détachent. Dans le trajet
de l'un d'eux, du pus s'était formé et se fait jour entre
les lèvres de la plaie. Le malade attend à l'hôpital que
la cicatrisation soit plus solide ; il sort le 29 avril, avec

les apparences d'une entière guérison. Six mois après
sa sortie, Réfréger m'a écrit pour m'annoncer qu'il
s'était formé un abcès sur la mâchoire, et que le pus
avait entraîné un morceau d'os dont il me transmit le
dessin. A dater de ce moment, il n'a plus rien éprouvé.» •

« Nous avons rapporté cette observation dans tous
ses détails, ajoute M. Bouisson, parce qu'elle établit
avec évidence les avantages que l'on obtient de l'acupuncture exploratrice, pour la précision du diagnostic
et pour le parti qu'on peut en tirer par rapport à l'opération. Dans ce cas, on aurait pu croire à l'altération
profonde de l'os et se décider à une résection dangereuse et inutile. Les résultats de l'acupuncture exploratrice ont modifié le manuel opératoire, et rendu
service au malade, en permettant de conserver avec
les tissus sains la forme et les fonctions d'une région
importante. »

OBSERVATION

*de deux tumeurs cancéreuses, l'une médio-labiale inférieure,
l'autre sus-hyoïdienne, comprenant la glande sous-maxillaire gauche. Acupuncture exploratrice établissant l'intégrité du maxillaire inférieur. Ablation de la tumeur cervicale sans toucher à l'os.*

Au numéro 2 de la salle Saint-Jean est couché un
homme de 63 ans, Buis (Joseph), de Saint-Nazaire-
le-Désert (Drôme), entré à l'hôpital St-Éloi le 4 juin

1851. Il porte sur le milieu de la lèvre inférieure une
tumeur large de 2 centimètres, ulcérée, à surface gri‑
sâtre, légèrement excavée, bornée à la couche cu‑
tanée, sans prolongement vers la muqueuse. Il existe
à gauche, au-dessous de la joue, vers la base du muscle
triangulaire, une induration mamelonnée, irrégulière‑
ment circonscrite, peu mobile, et recouverte d'une
peau violacée et amincie. Autour de cette tumeur,
qu'on pouvait prendre pour un ganglion lymphatique
dans le plasma duquel s'était infiltrée la matière can‑
céreuse, on rencontre un tissu dur, comme squir‑
rheux, et qui démontrait une irradiation diffuse du
cancer. L'exploration à l'aide des doigts permettait de
suivre la maladie vers le buccinateur, le masséter et
même vers la glande sous-maxillaire. Les téguments
voisins, privés de cette flaccidité ordinaire que l'on
trouve chez les sujets avancés en âge, ne pouvaient
être mobilisés. On aurait dit qu'ils s'appliquaient sur
les parties qu'ils recouvraient comme s'ils ne faisaient
ensemble qu'une couche. Les douleurs lancinantes s'y
faisaient ressentir comme à la lèvre et s'exaspéraient
par la pression. Pour le dire en passant, cet homme
présentait à la peau de la région parotidienne gauche
une cicatrice verticale, résultant d'une cautérisation
appliquée dans le but de l'exempter dans sa jeunesse
du service militaire.

Interrogé sur ses antécédents et sur le développe‑
ment de sa maladie, il m'a appris que nul de ses pa‑

rents n'avait offert de tumeur suspecte, qu'il n'avait jamais eu la syphilis ; il ne portait point les stigmates de l'affection scrofuleuse. Un engorgement ganglionnaire vers l'angle gauche de la mâchoire inférieure aurait constitué le développement initial de la maladie, il y a près de deux ans. La tumeur labiale, qui était restée longtemps à l'état d'une excroissance verruqueuse, avait fini par devenir prurigineuse, et les doigts s'y portant fort souvent y avaient déterminé des gerçures. Ce ne fut qu'après l'engorgement sus-hyoïdien que cette verrue grossit et finit par s'ulcérer. Je constatai que les dents n'étaient pas ébranlées ; je m'assurai que la pression produite par le resserrement des mâchoires l'une contre l'autre, ou avec interposition de corps durs, ne déterminait aucune douleur. J'avais ainsi obtenu quelques présomptions en faveur de l'intégrité du maxillaire inférieur ; mais je n'en fus assuré qu'après l'expérience faite à l'aide d'une aiguille à acupuncture.

M. le professeur Bouisson fit pénétrer, par un mouvement de vrille, une aiguille à acupuncture à travers les parties molles ; mais il ne put l'enfoncer plus profondément, lorsqu'il fut arrivé sur l'os. Il fut ainsi démontré que la substance osseuse était dans un parfait état d'intégrité.

D'après les symptômes locaux et généraux, l'aspect, la consistance des deux tumeurs, les douleurs caractéristiques dont elles étaient le siége, il était facile de voir leur nature cancéreuse. Il était opportun d'enrayer leur progrès par l'opération, et l'on avait d'autant plus de chances de réussir, que l'os n'avait pas encore participé à l'altération. Le sujet, du reste, ne présentait aucun dérangement fonctionnel du côté du bas-ventre ou de la poitrine.

Le 18 juin, Buis fut conduit dans la salle d'opérations, et placé sur le lit, la tête et le thorax un peu relevés, afin de mieux s'opposer à l'aspiration et à la déglutition du sang. Je le soumis pendant cinq minutes à l'inhalation du chloroforme. Il importait de le plonger dès le début dans un sommeil profond, puisque l'opération pratiquée près de la bouche rendait impossible l'emploi intermittent des vapeurs anesthésiques.

Sans insister sur les détails du manuel opératoire, je ferai remarquer l'ablation de la glande sous-maxillaire et de plusieurs noyaux cancéreux placés au-dessus. Cette recherche fut si laborieuse, que M. le le professeur Bouisson, qui avait commencé l'incision à un centimètre de la commissure gauche, fut obligé de sacrifier l'angle labial. Il fallut lier sept artères, parmi lesquelles se trouvait la faciale.

L'os mis à nu parut sain, mais le périoste était fongueux et épaissi. A l'aide du couteau rugine, ce tissu fut emporté, et l'on promena un cautère actuel en roseau chauffé à blanc sur la table externe de l'os maxillaire, afin de mieux détruire le périoste altéré.

On a obtenu l'affrontement des lèvres de la plaie, à
la faveur de suture entortillée et de quelques points
de suture entrecoupée. Cette opération, y compris le
pansement, avait duré trois-quarts d'heure ; néanmoins
le malade avait exprimé peu de souffrances, grâce à
l'emploi de la méthode anesthésique. On réserva pour
une autre séance l'ablation du cancer labial.

M. le professeur Bouisson examina au microscope
le tissu de la glande sous-maxillaire, celui des parties
ambiantes, et j'eus ainsi l'occasion de constater sous
ses yeux l'identité des éléments pathologiques qui les
composaient : au sein d'une trame fibreuse se voyaient
des cellules cancéreuses, dont quelques-unes offraient
un complet développement. L'expérience répétée sur
plusieurs petits débris imbibés du suc qui s'écoulait
de la coupe, montra toujours ces cellules plus remar-
quables par leur volume que par leur nombre. Parmi
les fréquentes occasions où j'ai examiné au microscope
des produits morbides, je rappellerai un énorme cancer
du sein opéré le 9 septembre 1854, par M. le professeur Courty, alors professeur-agrégé, chargé du
service de la clinique. Cet habile micrographe me fit
voir des cellules cancéreuses très-petites, mais innom-
brables.

La réunion de la plaie s'est effectuée assez vite, bien
que l'affrontement des lèvres, un peu difficile, ait obligé
à des tractions sur les tissus et amené un agrandis-
sement de la surface ulcérée du cancer labial. On

conseille au malade de tenir la tête penchée latéralement, pour faciliter l'écoulement du pus au dehors. Cette recommandation est constamment mal suivie; le malade porte toujours sa tête renversée sur l'oreiller, ce qui l'expose à avaler du pus. Des phénomènes d'une adynamie profonde ne tardent pas à se manifester dans les premiers jours de juillet, et le malade succombe le 11 de ce mois.

A l'autopsie, j'ai pu m'assurer de l'entière ablation des parties malades à l'angle de la mâchoire et au voisinage. Il ne restait aucun vestige de la glande sous-maxillaire.

Les considérations que je viens d'exposer au sujet de la ponction exploratrice m'ont permis de l'envisager comme un moyen capable d'être souvent employé en raison des services qu'il rend ; mais ce serait exagérer la portée de cet adjuvant diagnostique et en mal comprendre l'utilité, que de lui demander des renseignements sur la nature d'un contenu solide. La ponction, faite habilement, se borne à nous apprendre qu'une tumeur est solide, lorsqu'elle ne provoque au dehors aucun écoulement.

C'est avoir fait un grand progrès dans la connaissance d'une tumeur, que de pouvoir affirmer qu'elle est solide ; mais dès ce moment, le chirurgien se trouve en présence d'une autre inconnue. De quel solide s'agit-il? On prévoit déjà les différences qui vont surgir dans le pronostic, et partant dans les déterminations

thérapeutiques. Qu'on se représente l'homme de l'art
au moment où il doit se prononcer sur la nature du
solide ; quelle assurance n'aura-t-il pas lorsqu'il affir-
mera que la tumeur offre telle composition, et que rien
ne pourra démentir cette assertion ! Que faut-il pour
obtenir avec certitude la connaissance d'une tumeur
solide ? Évidemment, il importe d'avoir une portion
de cette tumeur ; l'excision sous-cutanée devient nécessaire. Nous verrons, après avoir expliqué l'objet
de cette petite opération, comment mon exciseur parcellaire satisfait à toutes les conditions du problème
pathologique.

CHAPITRE III

DE L'EXCISION SOUS-CUTANÉE.

L'excision sous-cutanée, destinée à faire apprécier au chirurgien la composition intime des tumeurs solides, est appelée à rendre les mêmes services dans le diagnostic de ces tumeurs, que la ponction exploratrice dans la connaissance des collections liquides. Pour atteindre complètement ce but, l'excision doit permettre d'attaquer une tumeur solide, quelle que soit la profondeur de son siége, et de l'entamer sur divers points de sa masse, pour vérifier si plusieurs éléments différents ne concourent pas à sa formation; enfin elle doit prélever sur l'ensemble une portion suffisante pour fixer le chirurgien sur la détermination exacte du tissu morbide, lorsqu'il s'aidera du microscope ou des réactifs chimiques. De même que la ponction exploratrice, l'excision doit être faite en respectant les vaisseaux; elle ne saurait convenir dans les tumeurs dont on aurait à ajourner l'ablation, à moins que celles-ci ne fussent reconnues bénignes.

L'excision n'est pas un moyen diagnostique purement spéculatif : elle précède, en l'éclairant, l'intervention thérapeutique ; elle permet à l'homme de l'art de posséder la notion qui légitime le mieux l'opération qu'il conseille ; elle influe sur sa conduite pendant l'acte chirurgical.

Dupuytren avait écrit dans l'ouvrage de Sabatier : « L'homme de l'art ne saurait trop se recueillir, surtout avant de pratiquer des opérations sur les parties dont la disposition ne saurait être connue ; il doit se représenter toutes les dispositions qu'il est possible qu'il rencontre, tous les accidents qui peuvent troubler l'opération, arrêter la conduite qu'il tiendra relativement à chacun d'eux, et, s'armant ensuite d'un courage inébranlable, procéder à l'exécution. Une fois entreprise, toutes les incertitudes, toutes les réflexions doivent cesser. Tout entier à l'opération, le chirurgien ne doit plus être arrêté par aucun obstacle ; *il doit avoir tout prévu*, tout calculé, tout préparé. S'il est surpris, troublé, c'est qu'il ne possède pas toutes les qualités qui constituent l'opérateur du premier ordre.»

Lorsque je cite ce passage, je ne veux point faire entendre que je l'approuve entièrement ; toutefois, je reconnais que si l'on a un vœu à faire, c'est assurément pour voir se vérifier cette parole du maître : *Le chirurgien doit avoir tout prévu.* Appliquée aux maladies opératoires en général, cette pensée ne saurait être admise sans restriction ; ce serait, comme le dit

Vidal, demander l'impossible. Mais qu'on rapporte aux tumeurs solides cette opportunité d'un diagnostic complet et cette fixation des règles qu'on se propose de suivre pendant l'opération, on ne saurait manquer d'approuver la formule expressive de Dupuytren. Que faut-il au chirurgien pour que tout soit prévu d'avance? Outre la connaissance de l'anatomie chirurgicale normale et pathologique, il doit posséder toutes les notions relatives à la composition matérielle de la tumeur. Dès-lors, si l'opérateur ne prévoit pas tout, il est incontestable qu'il se place dans les meilleures conditions pour qu'il lui reste moins à apprendre pendant l'action des instruments. L'excision sous-cutanée est donc un puissant auxiliaire qui, en instruisant sur le produit morbide, dissipe bien des incertitudes et laisse aux réflexions de l'homme de l'art leur libre cours vers le but thérapeutique.

L'excision bien faite influe sur le plan qu'on se propose de suivre; elle fait entreprendre des opérations auxquelles on n'aurait point songé; elle autorise à fixer l'époque de l'intervention chirurgicale; elle permet à l'opérateur de rendre compte de sa détermination pour l'aphérèse. Quels grands avantages ne se rattachent-ils pas à l'excision, puisqu'elle donne si positivement la réponse à cette question : Pourquoi opère-t-on? Le *cur* des anciens se trouve ainsi résolu de la manière la plus satisfaisante.

C'est avec la plus vive satisfaction, mêlée d'une re-

connaissance bien légitime que je prononce le nom
de mon Maître, le professeur Bouisson, en tête de
ceux qui ont conseillé l'excision sous-cutanée. La
proposition qu'il en a faite remonte à 1840, pendant
qu'il professait la pathologie externe. Cinq ans après,
comme il nous l'apprend dans son remarquable mémoire sur ce sujet, il a eu l'occasion de mettre cette
méthode en application pour des tumeurs de diverse
nature et dans des siéges très-différents. La première
observation où M. Bouisson recourut à l'excision est
relative à un orbitocèle mélanique, chez une fileuse
de laine âgée de 40 ans. Serre avait quelques jours
auparavant incisé la conjonctive, et, jugeant l'ablation
de l'œil nécessaire, il s'était arrêté à la première incision, la malade n'étant pas préparée à ce sacrifice.
M. Bouisson ayant pris le service le 1er novembre
1845, excisa avec des pinces et un bistouri une parcelle de la tumeur, la soumit à l'examen microscopique, et reconnut des cellules cancéreuses et des gra-
nulations noires, dont certaines paraissaient continues
dans la cellule cancéreuse elle-même [1].

L'excision bien faite, ai-je dit, influe sur le plan
qu'on se propose de suivre. Évidemment, la connaissance du tissu morbide, avant l'opération, guidera le
chirurgien dans l'accomplissement de tous ses actes ;
tandis qu'il n'aurait ces mêmes renseignements qu'a-

---

[1] M. le professeur Bouisson ; mémoire cité, pag. 274.

près avoir attaqué la tumeur. Est-ce à dire qu'il ne pourra se tracer un plan convenable avant de donner le premier coup de bistouri ? Ce n'est pas ce que je veux faire entendre ; mais je soutiens que son plan ne peut être aussi bien raisonné que s'il joignait à toutes les notions qui lui permettent de préjuger sur la nature de la tumeur, la notion du tissu qui la compose réellement. Une conséquence naturelle de cette révélation que l'on doit à l'excision, est de mettre la chirurgie à la portée d'un plus grand nombre d'intelligences.

L'excision fait entreprendre des opérations auxquelles on n'aurait point songé. Je vais donner en preuve un fait dont j'ai été témoin, et qui me paraît déposer en faveur de ma proposition. Il s'agit d'un jeune homme qui était couché dans la salle Saint-Éloi, près de la salle d'ophthalmologie, et qui avait un cancer encéphaloïde énorme de la cuisse. Ce cancer très-vasculaire fut pris pour une tumeur sanguine fournie par une veine; la ponction exploratrice répétée amena beaucoup de sang; le malade finit par succomber. Je me demande si l'on n'aurait pu sauver ce jeune homme par une amputation de la cuisse, pratiquée dans l'articulation coxo-fémorale, du moment où l'excision aurait appris qu'il s'agissait d'un cancer. Voici le fait, dont j'emprunte la rédaction à la thèse remarquable de M. Moutet, aujourd'hui professeur-agrégé de la Faculté.

« Jean-Baptiste Louis, âgé de 19 ans, boulanger, se présente· le 15 mai 1848 dans les salles de la clinique chirurgicale. Il est né de parents sains, doué d'un tempérament lymphatique; mais il a toujours joui d'une bonne santé. Au mois de novembre de l'année précédente, il s'aperçut de la présence d'une tumeur au côté interne de la cuisse, au-desous du pli de l'aine et du pli de la fesse. En quinze jours elle acquit·le volume d'un gros œuf de poule; elle était le siége de quelques douleurs tensives qui s'irradiaient vers l'extrémité inférieure, le long du trajet du nerf saphène interne; elle était un peu élastique, mais incompressible et irréductible. Un jour, en luttant avec un de ses camarades, il sentit comme un déchirement profond de la tumeur, et presque aussitôt une tuméfaction énorme se forma sur la face interne de la cuisse jusqu'au genou. La douleur disparut au bout de huit jours, mais la tuméfaction persista malgré l'emploi de sangsues; depuis, elle n'a pas varié. Elle occupe donc toute la longueur de la région indiquée; elle offre une surface arrondie, et se confond par sa base avec les tissus voisins; la saillie qu'elle fait au-dessus du niveau de la peau est telle, qu'elle donne au membre de ce côté un volume double de celui du côté opposé; elle est égale, sans pulsations ni mouvements d'expansion; fluctuante, excepté à la partie supérieure, où se trouve un noyau résistant d'un décimètre carré; indolente et peu douloureuse à la pression. La peau, quoique dis-

tendue, n'a pas éprouvé d'altération ; les veines superficielles sont plus saillantes. Du reste, soit du côté du
bassin, soit du côté de la jambe, on ne peut constater
rien de particulier. L'état général n'est pas altéré, et
le malade n'est entré à l'hôpital qu'à cause de la gêne
qu'il éprouve dans la marche.

» Le diagnostic de cette tumeur préoccupa beaucoup
M. le professeur Serre, qui en fit le sujet d'une leçon
clinique. Après en avoir établi la nature d'après la
fluctuation manifeste qu'on y observait, il examina
successivement les probabilités qui pouvaient s'élever
en faveur des diverses tumeurs liquides, et il s'arrêta
à l'idée d'une collection sanguine provenant de la rup-
ture d'une veine et sans doute enkystée. Une ponction
exploratrice pratiquée avec un bistouri très-étroit, le
19 mai, donna issue à 300 grammes d'un sang très-
fluide, peu coagulable, brunâtre, d'une odeur un peu
nauséabonde. L'ouverture fut exactement fermée. La
tumeur, qui avait à peine diminué, présenta le lendemain les mêmes proportions. Le 24, nouvelle ponction, même quantité de liquide. Le 27, troisième
ponction ; mais dans la nuit survinrent des frissons
répétés, suivis de chaleur et de sueurs abondantes ;
la tumeur devint tendue, douloureuse ; la fièvre con-
tinua les jours suivants ; la chaleur était surtout fort
vive et fatiguait beaucoup le malade. Tous les soirs elle
éprouvait une exacerbation ; un ictère se déclara :
tristesse, prostration. Pendant ce temps, l'inflammation

de la tumeur persista, des phlyctènes couvrirent les téguments, dont la coloration livide indiquait la formation d'une escarre, qui se détacha le 13 juin et laissa échapper plus de deux litres de sang. Le sujet se trouva momentanément soulagé, mais le pouls conserva sa fréquence ; la chaleur était âcre et mordicante ; des sueurs visqueuses se montraient sur le visage et la poitrine ; un amaigrissement rapide se déclara ; la peau prit une couleur terreuse ; une diarrhée excessive survint ; l'appétit se conserva. Une fois les caillots de sang détachés et les escarres éliminées, on reconnut la nature de la lésion à des champignons fongueux, mollasses, saignant au moindre contact, qui s'élevaient du milieu de la masse fixée dans l'épaisseur des muscles internes de la cuisse. Des souffrances horribles, une suppuration de mauvaise nature, une décomposition putride des fongosités, de nouvelles hémorrhagies, des escarres au sacrum, aggravèrent les troubles sympathiques déjà décrits, malgré l'emploi rationnel des toniques, et finirent par entraîner le sujet, le 16 juillet 1848, un mois et demi après leur apparition.

» A l'autopsie[1], on trouva une masse encéphaloïde profondément désorganisée, qui avait son siége dans la masse musculaire, du côté interne de la racine de la cuisse ; les parties voisines infiltrées de sucs de mau-

[1] Du cancer externe. (Thèse de M. F. Moutet. Montpellier, 1852, pag. 57.)

vaise nature ; les veines saphène et fémorale étaient intactes ; aucun autre organe ne présenta d'altération. »

L'excision a l'avantage d'autoriser le chirurgien à fixer l'époque de l'opération. En effet, du moment qu'on possède la notion exacte de la composition d'une tumeur solide, on est placé dans les meilleures conditions pour juger de l'époque la plus convenable où l'on doit intervenir. Suivant les idées qu'on a sur le contenu morbide, suivant le pronostic que l'on croit devoir porter, l'opération sera conseillée plus ou moins hâtivement. On est d'autant plus en droit d'agir, qu'on agit sciemment. Que de fois ne voit-on pas des malades venir réclamer des soins dans un moment où leur état est bien aggravé, tandis que la même tumeur eût nécessité des sacrifices bien moins étendus, au début de son évolution ! Quelquefois les sujets eux-mêmes, trompés par la bénignité apparente des symptômes, ne cherchent nullement à guérir. Pour ne parler que du cancer du sein, on rencontre d'énormes tumeurs indolentes, sans altération de la santé générale, et dont la nature n'a été révélée qu'au moment de la période d'ulcération.

Les succès seraient bien plus nombreux, si plus souvent l'on s'opposait de bonne heure à cette imprégnation que la diathèse imprime à l'économie, si l'on enlevait dans le principe ces indurations qui en sont la manifestation locale. Cette interposition des cellules pathologiques homœomorphes ou hétéromorphes entraîne constamment l'épuisement des parties saines, par la déviation nutritive qu'elle opère. La conduite du chirurgien est donc toute tracée par l'opportunité de leur ablation hâtive. On ne devrait faire de l'expectation qu'en admettant l'existence de pareilles tumeurs sur plusieurs points du corps à la fois, et surtout au sein d'organes intérieurs. Pour ma part, j'ai assisté à de nombreuses opérations de cancer du sein à divers degrés de développement. M. le professeur Bouisson a réussi dans quelques cas de tumeurs très-développées; il a réussi plus souvent lorsque la masse réellement cancéreuse était peu volumineuse. J'ai remarqué, dans presque tous ces cas, que la matière dont on faisait l'ablation était entourée d'une gangue fibreuse protectrice qui l'isolait à la manière d'un kyste. Les irradiations s'observent ensuite très-fréquemment, et, sans parler du squirrhe rameux, la tendance à la diffusion devient de plus en plus manifeste. Les récidives locales, les engorgements ganglionnaires déposent en faveur de ma proposition. L'excision, en dévoilant le produit morbide, invite le chirurgien à presser le moment de la délivrance, et lui prépare de plus grandes chances de réussite. Elle donne ainsi plus de puissance à l'art, et elle peut en étendre les bienfaits.

L'excision fournit à l'opérateur toutes les raisons

6

qui l'ont déterminé à agir. En effet, il ne saurait mieux combiner ses moyens et instituer son plan, comme il le fera en possédant la connaissance intime de la tumeur. Quelle que soit son instruction, il ne pourra jamais affirmer quelle est la composition de la masse morbide, avec cette autorité que lui donnera l'examen d'une parcelle de la tumeur, après en avoir tenté l'excision. Celle-ci vient donc s'ajouter aux principales indications de traitement, dont elle forme le couronnement.

Le chirurgien de Montpellier préconise ce mode d'exploration profonde. Suivant lui, la sécurité qui en résulte pour le diagnostic, les données auxiliaires qu'on peut obtenir de l'inspection microscopique et des épreuves chimiques, la simplicité et la rapidité dans l'exécution, l'innocuité dans les résultats, tout se réunit pour justifier la généralisation d'un nouveau moyen d'arriver à ce diagnostic précis, dont on sent la nécessité dans toutes les branches de l'art de guérir, et que la chirurgie en particulier considère comme le contrôle obligé du diagnostic physiologique [1].

Pour faire apprécier les avantages de ce mode explorateur, il convient d'indiquer l'opportunité de son emploi. La première condition est offerte par la consistance de la tumeur, qui doit être jugée solide. Je

[1] Mémoire cité, pag. 271.

n'ai pas besoin d'énumérer toutes les collections liquides qui seront ainsi frappées d'exclusion.

Suivant mon opinion, l'excision doit être suivie de
près par l'opération, qui lui emprunte ses données les
plus certaines. Dès-lors, l'objection qui considérerait
l'excision comme un moyen dangereux, si on l'applique
à des tumeurs réputées malignes, tombe d'elle-même,
puisque l'ablation pratiquée peu de temps après, avec
toutes les précautions que suggère la notion anticipée
de la masse morbide, s'oppose radicalement à l'évolution ultérieure de cette dernière.

Nous croyons pouvoir dire que le cancer et ses
variétés, les tumeurs fibreuses, fibro-plastiques, les
lipômes, les tumeurs adénoïdes, les masses tuber-
culeuses, les enchondromes, seront explorés avanta-
geusement. Je n'hésiterai pas à m'adresser à l'excision
dans le cas d'exostose difficile à reconnaître.

L'excision a pu être faite sans qu'on intéressât la
peau : il existait alors un trajet fistuleux. C'est ainsi
que M. Bouisson amena de la matière tuberculeuse
contenue dans l'épaisseur d'un testicule, en introdui-
sant par une fistule une sonde cannelée dont le bec
recourbé lui faisait remplir l'office d'une curette, et
de cette manière il obtint la confirmation d'un diagnostic d'après lequel il avait jugé possible la conser-
vation de l'organe malade [1].

---

[1] Mémoire cité, pag. 271.

Dans le travail de ce professeur, on peut lire une observation où l'excision *sous-muqueuse* a été pratiquée, et une autre observation où l'excision qui a démontré un lipôme a été *sous-cutanée*. Je proposerais, pour exprimer l'opération faite dans les deux cas comme épreuve diagnostique, qu'on se servît du nom d'excision *sous-tégumentaire*.

L'utilité de l'excision sous-tégumentaire est suffisamment prouvée par les arguments que M. le professeur Bouisson a apportés en faveur de ce contrôle suprême du diagnostic, et, qu'il me soit permis de le dire, par les considérations dans lesquelles je suis entré.

Nous allons mentionner les instruments à l'aide desquels l'excision a dû être tentée, et nous apprécierons leur valeur respective.

CHAPITRE IV

INSTRUMENTS D'EXCISION SOUS-TÉGUMENTAIRE.

Il suffit d'une paire de pinces et des ciseaux ou, à la rigueur, d'un bistouri ordinaire, pour obtenir à la surface d'une tumeur une portion de son tissu, à l'aide de l'excision simple; mais l'excision sous-tégumentaire, qui se pratique sous une muqueuse ou sous la peau, nécessite des instruments qui soient mieux conformés pour le but qu'on se propose. Si la voie est toute tracée dans quelques cas rares, où un trajet fistuleux conduit à la tumeur solide, il n'en est pas de même dans les autres occasions. Le chirurgien doit, pour atteindre la tumeur, traverser toutes les couches molles qui la revêtent; on conçoit que le degré de pénétration sera commandé par le degré de profondeur. On s'explique dès-lors facilement les tentatives faites pour créer des instruments spéciaux.

En novembre 1845, M. le professeur Bouisson, profitant d'une incision opérée récemment à la conjonctive, fait l'excision à l'aide des pinces et d'un bistouri.

En mai 1847, le même chirurgien pratique l'excision sous-cutanée à l'aide des mêmes instruments et diagnostique un lipôme.

Il s'agissait dans les deux cas de tumeurs très-superficielles. Nous verrons bientôt M. Bouisson proposer un instrument nouveau, capable d'atteindre le tissu morbide à différentes profondeurs.

En 1846, M. Sédillot plongea un trois-quarts explorateur ordinaire dans une tumeur cancéreuse très-ramollie du testicule. Il fut assez heureux pour ramener des parcelles qui décelèrent au microscope la présence des cellules caractéristiques et l'engagèrent à pratiquer la castration. Avec M. Bouisson, nous reconnaîtrons dans cette tentative une idée utile ; mais nous ne pouvons nous empêcher d'avouer, comme lui, que le trois-quarts explorateur ordinaire était défectueux pour cet usage.

L'un des professeurs les plus distingués de la Faculté de Strasbourg, M. Küss, convaincu des avantages de l'excision, modifia l'instrument explorateur. Il se servit d'un trois-quarts dont l'extrémité pointue, assez épaisse à sa base pour remplir la canule, se termine brusquement en formant une sorte d'épaulement et de manière à n'être plus supporté que par une tige amincie, plus longue que la seconde, et d'un diamètre beaucoup moindre.

« Pour se servir de ce trois-quarts, dont nous avons vu un modèle chez M. Charrière, à Paris, dit

M. Bouisson, on ponctionne la tumeur et on enfonce
le poinçon de manière à ce que son épaulement laisse
entre lui et la canule un intervalle qui, n'étant plus
occupé que par la partie amincie de la tige, permet à
quelques portions du tissu exploré de faire saillie dans
cet intervalle. En faisant alors rentrer le poinçon dans
la canule, on entraîne quelques portions du tissu morbide. Malgré la publicité qui a été donnée aux essais
de MM. Sédillot et Küss, on ne s'est guère occupé
d'en réitérer les applications et d'en perfectionner les
moyens. On peut en juger par le silence gardé à ce
sujet, dans les traités de chirurgie les plus récents et
les plus estimés. M. Lebert lui-même, à qui la science
est redevable de recherches si intéressantes sur la
structure microscopique des tumeurs, n'entre dans
aucun détail sur ce moyen de diagnostic, dans l'ouvrage qu'il vient de publier sur le cancer. Il n'y est
question, dans divers passages, que de la ponction
exploratrice ordinaire ; l'instrument de M. Küss n'y
est même pas mentionné. M. Giraldès est, je crois, le
seul chirurgien qui l'ait recommandé dans sa thèse sur
les Maladies du sinus maxillaire. On voit par ces indications, combien l'emploi de l'excision sous-cutanée
exploratrice est encore peu répandu parmi les chirurgiens [1]. »

Nous sommes persuadé que l'on peut attribuer à

----

[1] Mémoire cité, pag. 270.

l'imperfection des instruments explorateurs, cette sorte d'indifférence des chirurgiens pour l'excision sous-tégumentaire. En raison de la position scientifique de M. Küss, j'ai préféré rapporter l'opinion suivante, que j'embrasse de tous points.

En parlant du trois-quarts modifié de M. Küss, et d'un instrument explorateur analogue, qui lui fut présenté en 1849, par M. le docteur Duverger, M. le professeur Bouisson s'exprime en ces termes : « L'emploi de ces instruments est assurément préférable à celui du trois-quarts ordinaire dont s'est servi M. Sédillot, et à la ponction exploratrice à l'aide du bistouri, dont se contente encore M. Lebert ; mais il est évident que le mécanisme imaginé par MM. Küss et Duverger ne permet pas de compter toujours sur l'extraction d'un fragment de tissu morbide, parce que ce tissu, ne s'engageant pas nécessairement entre l'extrémité de la canule et le talon du poinçon, expose à ne rien amener pendant le retrait de celui-ci [1]. »

Trois-quarts kélectome de M. le professeur Bouisson.

Frappé de l'insuffisance de tous les instruments auxquels était confiée l'excision sous-tégumentaire, M. le professeur Bouisson imagina un trois-quarts explorateur, qu'il appela trois-quarts kélectome, et

[1] Mémoire cité, pag. 277.

dont nous allons donner la description d'après le texte
de son travail, pag. 277-278.

Description du nouvel instrument explorateur. —
« Il se compose, comme le trois-quarts ordinaire,
d'une canule et d'une tige intérieure, supportée par
un manche. La canule, en argent ou en maillechort,
est terminée par un cylindre en acier adapté au métal
de l'instrument, et dont le rebord, rendu tranchant
par un affinement fait avec soin, lui permet d'agir
comme un emporte-pièce; l'autre extrémité de la canule, au lieu de présenter un bec d'aiguière, supporte
un bouton dont la partie évasée dépasse le cylindre de
la canule de quelques millimètres, et dont l'intérieur
présente une rainure spiroïde destinée à se visser avec
la partie correspondante de la tige.

Celle-ci doit avoir la même longueur que la canule;
elle est en acier et présente à son extrémité libre une
lame double, disposée en spirale dans la hauteur de
six millimètres. Cette lame rappelle celle de certains
tire-bouchons, avec cette différence qu'à l'origine,
au lieu d'une pointe, on trouve deux saillies tran-
chantes qui opèrent une section complète des tissus
pénétrés par l'instrument. L'autre extrémité de la tige
présente une saillie spiroïde, pour s'adapter à la rainure
de la canule. »

Nous nous contenterons d'exposer le jeu du trois-
quarts kélectome d'après son inventeur ; ceux qui con-

naissent les bonnes relations que M. le professeur Bouisson m'a permis d'établir avec un Maître aussi éminent, ne seront pas surpris que je préfère citer ses propres paroles à tous les commentaires que je pourrais en donner.

Mode d'action du trois-quarts kélectome. — « La canule emporte-pièce est destinée à détacher un cylindre de la substance de la tumeur. On peut l'enfoncer à la profondeur qu'on veut atteindre, pour extraire le tissu pathologique dans ses différentes couches. Dans ce but, une petite ouverture est préalablement pratiquée à la peau avec une lancette ; la peau est déplacée par glissement, et la canule est enfoncée au point où l'ouverture de la peau a été amenée. Un mouvement de giration imprimé à la canule aide sa pénétration. Quand elle est arrivée à la profondeur désirée, un fragment cylindrique de la tumeur remplit sa cavité ; mais le fragment adhère au reste de la tumeur par son extrémité profonde. Il s'agit de le détacher, et c'est ce qu'on exécute facilement avec la tige à double spire tranchante. Cette tige est poussée dans la gaîne jusqu'à ce qu'on apprécie la résistance du tissu cerné par l'extrémité tranchante de la canule ; on fait alors tourner la tige pour accrocher ce tissu et le couper à mesure que le mouvement de vrille fait pénétrer la tige. Ce mouvement est modéré par la vis placée à l'autre extrémité, et qui empêche que le tissu isolé par la canule soit repoussé par la pression de la tige. Lorsque celle-ci remplit entièrement sa gaîne , la section est terminée ; on retire le tout et l'on est sûr d'amener une quantité suffisante de substance de la tumeur, pour l'examiner convenablement et s'assurer de sa nature [1]. »

Ce trois-quarts kélectome a servi à M. le professeur Bouisson a exciser une parcelle d'une tumeur axillaire reconnue par le microscope comme formée de tissu fibro-plastique, et dont on n'a pas fait l'ablation. La malade, âgée de 73 ans, venait d'être opérée, vingt jours auparavant, par le même chirurgien pour un cancer labial ulcéré. Un traitement local suffit pour faire disparaître l'engorgement ganglionnaire de l'aisselle, qui était presque entièrement dissipé lorsque la malade voulut sortir de l'hôpital.

Malgré tous les services que cet instrument est appelé à rendre, bien qu'il marque un véritable progrès dans les moyens de diagnostic dont le chirurgien peut disposer, j'ai cru devoir faire construire, suivant mes idées, un instrument destiné à me donner une parcelle d'une tumeur solide, et je l'ai désigné du nom d'*exciseur parcellaire.*

---

[1] Mémoire cité, pag. 278.

Exciseur parcellaire de l'Auteur.

L'exciseur parcellaire comprend les quatre pièces suivantes :

1° Une tige longue de 7 centimètres, de 3 millimètres de diamètre, dont une extrémité est fixée solidement dans un manche oblong et arrondi, et dont l'autre extrémité tronquée, creusée dans l'étendue de 6 millimètres, offre un pas de vis sur lequel on peut monter alternativement les deux pièces suivantes, de même diamètre que la tige.

2° Une pointe de trois-quarts, surmontée par une vis qui se fixe à volonté sur celle de la tige tronquée; sa longueur est de 18 millimètres.

3° Une portion de tige longue de 2 centimètres, dont une extrémité présente une vis analogue à la précédente, et capable de se visser sur la tige commune; l'autre extrémité libre présente une lame spiroïde unique de 1 centimètre de haut et terminée en pointe tranchante.

4° Une canule longue de 7 centimètres et demi, graduée, en maillechort, dont une extrémité figure une plaque arrondie perforée au centre, tandis que l'autre est représentée par un petit cylindre en acier bien tranchant.

Pour rendre l'instrument plus portatif, j'ai fait placer dans des godets creusés dans le manche en

ébène, qui est scindé en deux portions vissées l'une
sur l'autre, la pointe du trois-quarts et la tige spiroïde. On pourrait avoir une seconde pointe et une seconde tige spiroïde de rechange. On renferme les pe-
tites pièces dans le manche, on invagine la tige dans
la canule, et on a un instrument de peu de dimension,
facile à loger dans un étui de trois-quarts.

Voici le mécanisme fort simple de l'exciseur. Il consiste à visser la pointe de trois-quarts sur la tige tronquée, et d'invaginer celle-ci dans la canule. De cette
manière on obtient un instrument monté comme un
petit trois-quarts ordinaire. On s'en sert avec les
mêmes précautions, en le poussant à pleine main
contre la tumeur et en modérant sa pénétration par
l'application de l'index sur un point de la canule. On
peut d'avance faire glisser la peau qui recouvre la tumeur, et détruire par ce déplacement le parallélisme
des couches organiques, suivant le trajet de l'instrument.

Quand on a atteint de cette manière la profondeur
désirée, on maintient en place la canule et on etire
la tige perforante. On remplace la pointe de trois-
quarts par la tige spiroïde tranchante, qu'on fait pénétrer comme une tarière dans le tissu morbide. A
mesure que ce mouvement s'opère, la tige spiroïde
dépasse la canule et permet au tissu de s'engager
dans l'intervalle de ses tours de spire.

L'excision est complétée au moment où l'on fait

rentrer la tige spiroïde dans la canule maintenue fixe. L'anneau tranchant qui termine celle-ci coupe le tissu enroulé sur la tige, alors qu'il s'invagine avec elle dans la gaîne. On retire la tige, et on est sûr par l'inspection directe qu'elle a amené une parcelle du tissu. Si cette quantité suffit, on extrait la canule.

En faisant construire cet instrument, j'ai été guidé par les idées suivantes : Il m'a semblé préférable de produire une plaie par instrument piquant, pour diviser toutes les couches qui revêtent la tumeur, au lieu de recourir à une lancette ou à un bistouri, qui représentent des instruments piquants et tranchants ; aussi ai-je songé à donner à mon instrument la forme d'un trois-quarts, la pénétration ou la perforation étant le premier temps de son action.

J'ai combiné les autres pièces de l'exciseur de telle manière que la spire tranchante ne dût pénétrer dans la tumeur qu'en sortant de la canule, et que la parcelle morbide ne fût détachée par l'anneau tranchant de ce cylindre creux qu'au moment où on retire la spire chargée.

J'ai recommandé que cette spire n'offrît qu'une lame à une pointe, au lieu d'une lame double bicuspide, afin d'obtenir un plus grand intervalle entre les tours de la spirale et de permettre ainsi l'engagement d'une portion de tissu un peu plus considérable.

J'ai fait graduer la canule par centimètres numérotés de l'anneau tranchant vers le pavillon, afin de

juger à quelle profondeur on opérait l'excision parcellaire.

Nous avons étudié le mécanisme de l'exciseur dans
la généralité des cas où il peut être employé. Supposons que l'on veuille extraire une parcelle de tissu
morbide à une profondeur plus grande que dans le
premier essai. La tumeur peut être homogène ou va-
riée dans sa composition. La construction de l'exciseur permettra au chirurgien de vérifier ses prévisions
sur ce point de la manière suivante : La tige montée
comme un trois-quarts sera réintroduite dans la canule restée en place, et sera poussée plus avant dans
la tumeur. Quand le poinçon aura été retiré, la tige
armée de la spire tranchante parcourra la canule et
atteindra d'emblée la couche nouvelle, identique ou
non aux couches précédentes. On aura l'incontestable
avantage d'arriver dans tel point donné, sans avoir à
compter avec les portions placées au-dessus.

Il m'a semblé que le but de mon instrument était
convenablement exprimé par le terme d'exciseur parcellaire ; aussi ai-je adopté définitivement cette dénomination.

L'utilité de l'emploi de l'exciseur parcellaire ressort
des renseignements précieux que nous pouvons obtenir
en soumettant la parcelle du tissu excisé, soit au microscope, soit aux réactifs chimiques. « L'action de
l'éther sur la matière grasse d'un stéatôme, dit M. le
professeur Bouisson, ne servira-t-elle pas à la distin-

guer de celle d'un squirrhe ramolli ?.» Le microscope nous fournira les meilleures notions pour reconnaître le cancer et ses variétés, les tubercules, les amas fibro-plastiques, et tant d'autres formations au sein de nos organes. Il suffit de rappeler les immenses progrès de la science depuis l'importation des instruments grossissants ; il suffit de donner comme une garantie des services que peut rendre le microscope, les noms justement recommandables des hommes qui ont contribué à répandre son usage. Engager les chirurgiens à recourir à l'exciseur parcellaire, c'est implicitement leur conseiller d'avoir recours au microscope et à l'analyse chimique.

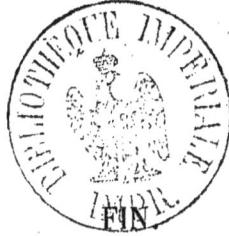

FIN.

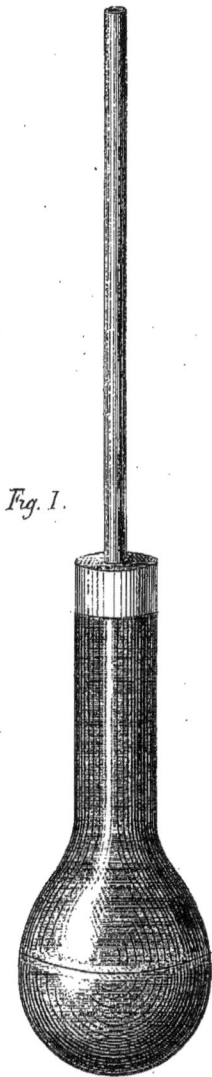

Fig. 1.

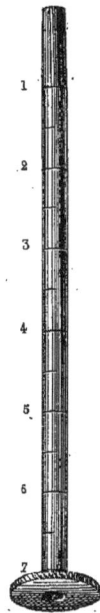

Fig. 2.

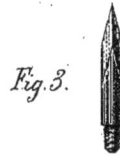

Fig. 3.

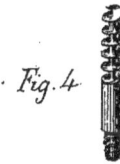

Fig. 4.

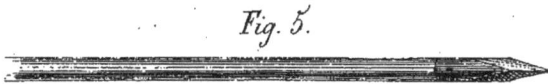

Fig. 5.

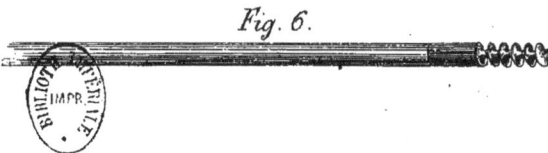

Fig. 6.

Exciseur parcellaire.

Lith. de Boehm, Montpellier.

EXPLICATION DE LA PLANCHE

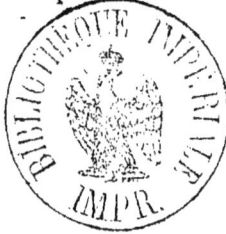

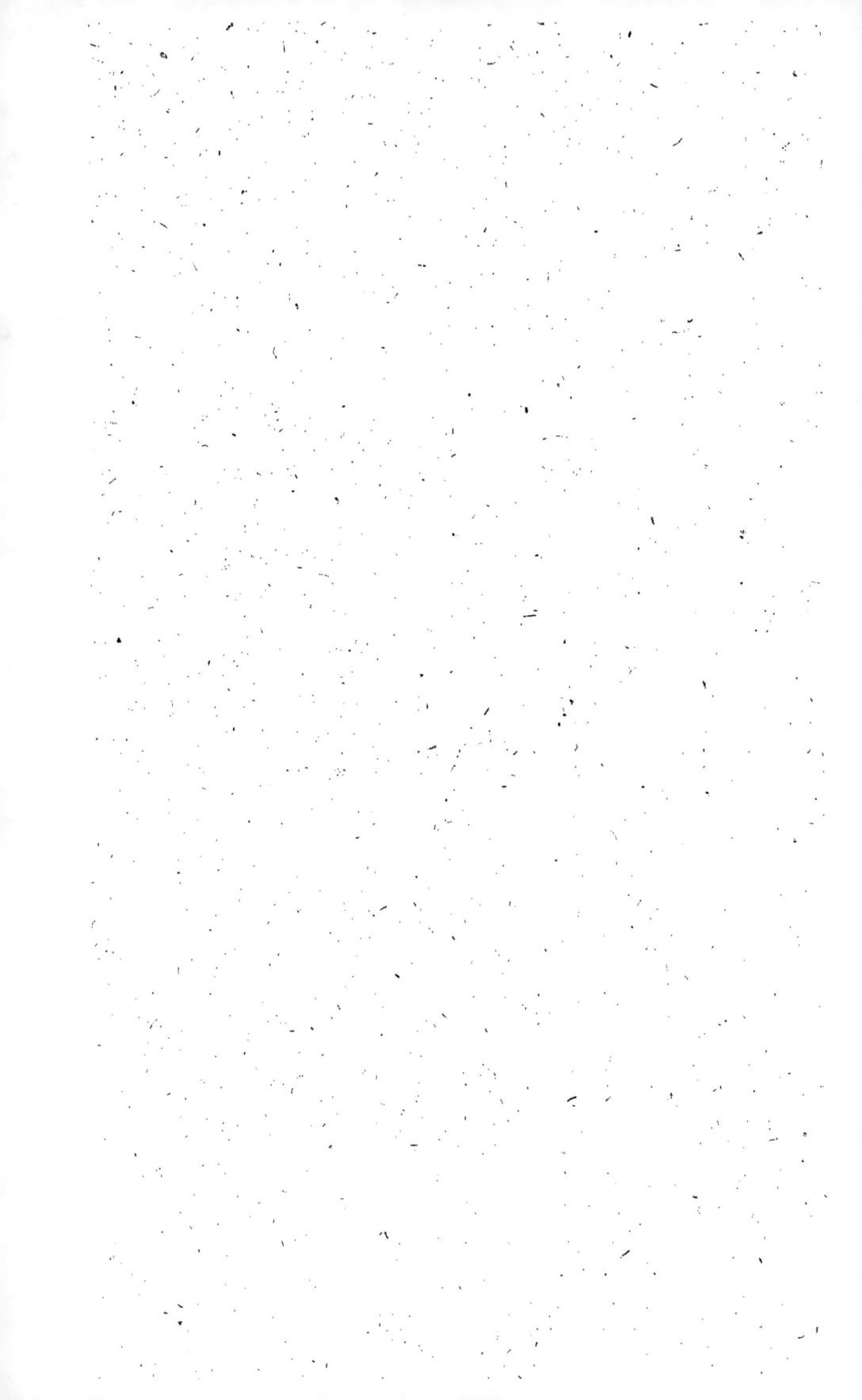

www.ingramcontent.com/pod-product-compliance
Lightning Source LLC
Chambersburg PA
CBHW050553210326
41521CB00008B/954